G. Kautz, H. Cremer (Hrsg.)

Hämangiome: Ein Atlas und Lehrbuch

Springer
*Berlin
Heidelberg
New York
Barcelona
Budapest
Hongkong
London
Mailand
Paris
Singapur
Tokio*

G. Kautz · H. Cremer (Hrsg.)

Hämangiome

Diagnostik und Therapie
in Bild und Text

Mit Beiträgen von
F.A. Bahmer, D. Djawari, M. Engel, R. Grantzow,
I. Kautz, N. Nohe, S. Peters, C. Raulin, D. Schumann,
F. Weinhofer, S. Werner, H. Winter, H. Zaun

Mit 195 größtenteils farbigen Abbildungen

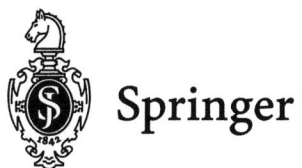

Dr. med. G. KAUTZ
Hautarzt
Am Markt 3

D-54329 Konz

Prof. Dr. med. H. CREMER
Dittmarstraße 54

D-74074 Heilbronn

Springer-Verlag Berlin Heidelberg New York

Die Deutsche Bibliothek-CIP-Einheitsaufnahme
Hämangiome : Diagnostik und Therapie in Bild und Text / Hrsg.: G. Kautz ; H. Cremer. -
Berlin ; Heidelberg ; New York ; Barcelona ; Budapest ;Hongkong ; London ; Mailand ;
Paris ; Singapur ; Tokio : Springer, 1999
ISBN-13: 978-3-642-80348-2   e-ISBN-13: 978-3-642-80347-5
DOI: 10.1007/978-3-642-80347-5

Dieses Werk ist urheberrechtlich geschützt. Die dadurch begründeten Rechte, insbesondere die der Übersetzung, des Nachdrucks, des Vortrags, der Entnahme von Abbildungen und Tabellen, der Funksendung, der Mikroverfilmung oder der Vervielfältigung auf anderen Wegen und der Speicherung in Datenverarbeitungsanlagen, bleiben auch bei nur auszugsweiser Verwertung, vorbehalten. Eine Vervielfältigung des Werkes oder von Teilen dieses Werkes ist auch im Einzelfall nur in den Grenzen der gesetzlichen Bestimmungen des Urheberrechtsgesetzes der Bundesrepublik Deutschland vom 9. September 1965 in der jeweils geltenden Fassung zulässig. Sie ist grundsätzlich vergütungspflichtig. Zuwiderhandlungen unterliegen den Strafbestimmungen des Urheberrechtsgesetzes.

© by Springer-Verlag Berlin Heidelberg 1999
Softcover reprint of the hardcover 1st edition 1999

Die Wiedergabe von Gebrauchsnamen, Handelsnamen, Warenbezeichnungen usw. in diesem Werk berechtigt auch ohne besondere Kennzeichnung nicht zu der Annahme, daß solche Namen im Sinne der Warenzeichen- und Markenschutz-Gesetzgebung als frei zu betrachten wären und daher von jedermann benutzt werden dürften.

Produkthaftung: Für Angaben über Dosierungsanweisungen und Applikationsformen kann vom Verlag keine Gewähr übernommen werden. Derartige Angaben müssen vom jeweiligen Anwender im Einzelfall anhand anderer Literaturstellen auf ihre Richtigkeit überprüft werden.

Layout, Gestaltung und Herstellung: W. Bischoff, Heidelberg
Umschlaggestaltung: de'blik, Konzept & Gestaltung, Berlin
Satz: DTP by W. Bischoff, Heidelberg
Druck- und Bindearbeiten: Printer, Trento

SPIN: 10545311   23/3134 — 5 4 3 2 1 0 — Gedruckt auf säurefreiem Papier

Vorwort

Ziel dieses Buchs ist es, eine Übersicht zur Klassifikation und zur Behandlung von Hämangiomen zu erarbeiten. Viele farbige Abbildungen verdeutlichen die Erfahrungen einer erfolgreichen interdisziplinären Zusammenarbeit. Erst diese fachübergreifende Zusammenarbeit hat für die Patienten diese wesentlichen Erkenntnisse und Fortschritte gebracht. Nur die Weiterführung einer solchen guten Zusammenarbeit kann uns in den nächsten Jahren noch mehr Erkenntnisse und noch bessere Behandlungsergebnisse bringen.

Die Einstellungen und Erkenntnisse in der Hämangiomdiagnostik und -therapie haben sich in den letzten Jahren massiv geändert. Dies wird v. a. durch neue technische Methoden ermöglicht, die immer wieder neue Wege für die Hämangiombehandlung eröffnen.

Der Grundsatz „wait and see" kann nicht mehr gehalten werden. Vielmehr muß für jeden Patienten individuell der geeignete Weg gesucht werden. So kann man Dank der farbkodierten Duplexsonographie die Hämangiome heute einfach und schnell topographisch und funktionell einordnen. Dies wiederum ermöglicht die Wahl der optimalen Therapieform aus einer großen Anzahl sehr guter Therapiemöglichkeiten.

Ein besonderer Dank gilt allen Autoren für die schnelle Darstellung ihrer neuesten wissenschaftlichen Erfahrungen. Nur dadurch können alte Lehrbuchmeinungen zügig korrigiert und neue Wege diskutiert werden. Allen, die zu diesem Werk beigetragen haben, gilt Dank; nicht zuletzt dem Springer-Verlag, Heidelberg, insbesondere Herrn Dr. W. Wiegers und Herrn W. Bischoff, für die hervorragende Ausstattung und Realisation des Buches.

G. KAUTZ
H. CREMER

Inhaltsverzeichnis

1. Historischer Rückblick über Klassifikationsprobleme bei Hämangiomen
   G. Kautz, F. Weinhofer, F.A. Bahmer — 1

2. Entwicklung der Hämangiomtherapie in den letzten Jahrzehnten
   H. Zaun — 7

3. Klassifikation der Hämangiome im Kindesalter
   H. Cremer — 13

4. Diagnostische Möglichkeiten bei Hämangiomen
   G. Kautz, F. Weinhofer, F.A. Bahmer — 41

5. Kontaktkryochirurgische Frühbehandlung des Säuglingshämangioms
   D. Djawari — 55

6. Lasertherapie von Hämangiomen
   F. A. Bahmer, C. Raulin, G. Kautz — 65

7. Behandlung von Hämangiomen mit dem PhotoDerm® VL
   C. Raulin, S. Werner — 79

8. Die Sklerosierungstherapie von Hämangiomen
   H. Winter — 89

9. Kombination von Nd-YAG-Lasertherapie und chirurgischer Therapie in der Behandlung von Hämangiomen
   R. Grantzow — 99

10. Erfahrungen mit der kombinierten Behandlung
 von Hämangiomen unter besonderer Berücksichtigung
 der Fibrinklebung
 D. Schumann   109

11. Erfahrungen mit der Magnesium-Spickbehandlung
 von Angiomen
 M. Engel, S. Peters   115

12. Interferontherapie bei Hämangiomen des Kindesalters
 N. Nohe   121

13. Kortisontherapie von Hämangiomen
 G. Kautz, I. Kautz, H. Cremer   127

 Anhang:
 Leitfaden für die Hämangiomdiagnostik und -therapie
 G. Kautz   131

 Sachverzeichnis   133

Autorenverzeichnis

BAHMER, F.A., Prof. Dr. med.
Hautklinik Zentralkrankenhaus St. Jürgen-Straße
28205 Bremen
Tel.: 0421/4975320, Fax: 4973316

CREMER, H., Prof. Dr. med.
Kinderklinik des Städtischen Krankenhauses
Am Gesundbrunnen 20-24, 74078 Heilbronn
Tel.: 07131/493700, Fax: 493709

DJAWARI, DJ., Prof. Dr. med.
Hautklinik des Städtischen Krankenhauses
Am Gesundbrunnen 20-24, 74078 Heilbronn
Tel.: 07131/493501, Fax: 494099

ENGEL, M., Dr. med. Dr. med. dent.
Universitätsklinik, Abt. für Mund-Kiefer-Gesichtschirurgie, Gebäude 71
66421 Homburg
Tel.: 06841/164924, Fax: 164928

GRANTZOW, R., Prof. Dr.med.
Kinderchirurgische Klinik im Dr. v. Haunerschen Kinderspital
der LMU München
Lindwurmstr.4, 80337 München
Tel.: 089/51600, Fax: 51604573

KAUTZ, G., Dr. med.
Hautarzt, Am Markt 3, 54329 Konz
Tel.: 06501/998163, Fax: 998164

KAUTZ, Ingrid, Dr. med.
Innere Medizin der Universität des Saarlandes
Oscar Orth Straße, 66421 Homburg/Saar

NOHE, N., Dr. med
Kinderklinik im Dr. v. Haunerschen Kinderspital der LMU München
Lindwurmstr. 4, 80337 München
Tel.: 089/51600, Fax: 51604573

Peters, S.
Universitätsklinik, Abt. für Mund-Kiefer-Gesichtschirurgie, Gebäude 71
66421 Homburg

Raulin, C., Dr. med.
Kaiserstraße 104, 76133 Karlsruhe
Tel.: 0721/29944, Fax: 29910

Schumann, D. Prof. Dr. med., Dr. med. dent.
Kieferchirurgische Universitätsklinik
07740 Jena
Tel.: 03641/633180, Fax: 633179

Weinhofer, F.
Praxis Dr. Kautz, Hautarzt
Am Markt 3, 54329 Konz

Werner, S.
Praxis Dr. Raulin, Facharzt für Dermatologie und Venerologie
Kaiserstraße 104, 76133 Karlsruhe

Winter, H., Prof. Dr. med
Abteilung Dermatochirurgie, Universitätsklinikum Charité
10098 Berlin
Tel.: 030/28022323, Fax: 28028784

Zaun, H., Prof. Dr. med.
Universitäts-Hautklinik
66421 Homburg/Saar.
Tel.: 06841/163800, Fax: 163845

Historischer Rückblick über Klassifikationsprobleme bei Hämangiomen

G. KAUTZ, F. WEINHOFER, F.A. BAHMER

Hämangiome sind der häufigste gutartige Tumor bei Säuglingen und in der frühen Kindheit. Trotz der primär scheinbar einfachen klinischen Diagnosestellung bereitet dieser Tumor schon seit über einem Jahrhundert den Medizinern große Probleme bei der Klassifikation. In der folgenden Arbeit soll ein kurzer Überblick diese Problematik aus historischer Sicht darstellen; denn bisher verfügen wir trotz vieler Versuche noch über keine abschließende und zufriedenstellende Definition und Einteilung. Dies erschwert uns natürlich die Beurteilung der z. Z. sehr häufigen und z. T. kontroversen Veröffentlichungen über die Wertigkeit alter oder neuer Therapieverfahren bei Hämangiomen.

Diese Probleme in der Nomenklatur und die Tatsache, daß es sich um einen „interdisziplinären Tumor" handelt, erschweren aber auch die tägliche Routinearbeit. Häufig wurde dadurch — v. a. in der Wachstumsphase der Hämangiome — wichtige Zeit für eine frühzeitige, orientierende Diagnostik und eine anschließende adäquate Therapie verloren.

Bereits Rudolf Virchow riet 1863 zu großer Vorsicht in der Benutzung der Literatur zu diesem Thema: „Leider erschwert die Ungenauigkeit der Terminologie die Benutzung der Literatur für die Darstellung des cavernösen Angioms in hohem Grade. Sehr viele Schriftsteller haben alle Varietäten des Angioms bald unter dem der Nävi oder irgend einer Art von varicösen aneurysmatischen Geschwülsten zusammengeworfen."

Der Begriff Hämangiom wird auch heute noch als Sammelbegriff für verschiedene vaskuläre Veränderungen unterschiedlichster Ätiologie benutzt. Diese Verständnisschwierigkeiten begannen bereits Anfang des letzten Jahrhunderts, als in Frankreich die Fachtermini Ecchymoma congenitale, Haematoncus fongoides, -framboesia und -tuberosus (eingeführt von Alibert, 1817) für eine Großzahl verschiedener Gefäßanomalien verwendet wurden. In England unterschied man bereits in „subcutaneous vascular naevus" und „cuticular naevus" (Wardrop 1818), weiterhin in „aneurysm by anastomosis" (Bell 1826), das Virchow 1863 als

„Aneurysma er anastomosin" übernahm. Nur wenig trug auch der von Dupuytren 1834 geprägte Begriff des „Tumeur erectile" zur Klärung bei. Rudolf Virchow (1821-1902) war der erste, der den Versuch unternahm, die rein deskriptive Nomenklatur durch eine histopathologisch begründete Klassifizierung zu ersetzen. Zur Unterscheidung von Gefäßgeschwülsten (Tumores vasculosi, Angiomen) gegenüber Blutgeschwülsten (Tumores sanguinei, Hämatomen, Hämatonci) zu einfachen Gefäßerweiterungen (Angiektasien) galt für ihn als Hauptkriterium die Neubildung von Gefäßen oder Gefäßelementen.

Aufgrund der Gefäßarchitektur unterschied er:

I. das *cavernöse Angiom* als Synonym für Aneurymsa per anastomosin, Fungus haematodes (Blutschwamm), erektile Geschwulst, Fungus vascularis (Gefäßschwamm);
II. das *einfache Angiom* als Synonym für Naevus vasculosus s. Teleangiectodes; Naevus araneus, vinosus, flammeus;
III. die teleangiektatischen Geschwulstformen (falsche Angiome), Strumen, Myome, Myxome, Polypen, Granulome;
IV. das racemöse Angiom
    – Aneurysma racemosum,
    – Varix racemosum (crisoides).

Die von Virchow getroffene Einteilung konnte sich jedoch im weiteren Verlauf nicht generell durchsetzen. Zwar wurden die eingeführten Begriffe „kavernöses Angiom" bzw. kurz „Kavernom" und „Angioma simplex" (oder „Hämangioma simplex") aufgegriffen, jedoch von den einzelnen Autoren immer wieder unterschiedlich benutzt. Dementsprechend finden sich auch immer neue Klassifizierungen. So beschreibt Fraser 1919 die Hämangiome als Untergruppe der Endothelblastome und unterteilt diese in kompakt, kapillär und kavernös.

Lister klassifiziert sie 1938 als Nävi in

1. Spidernävi,
2. Erdbeernävi oder auch kavernöse Angiome,
3. Portweinflecken oder auch kapilläre Nävi,
4. seltene Typen wie cirsoides Aneurysma oder auch kavernöse Angiome.

Kasabach unterscheidet 1940 zwei Gruppen: den kapillären oder teleangiektatischen Typ und den kavernösen. 1950 erscheint eine erste große Übersichtsarbeit von Pack, der v. a. kapilläre, infektiöse, kavernöse und hypertrophische Haemangiome voneinander abgrenzt. Beschränkt sich Holmdahl noch auf 2, den kapillären bzw. kavernösen Typ, so führt McCollum (1956) 6 verschiedene, klinisch relevante Unterscheidungen an:

1. kapilläre Hämangiome (Erdbeer- oder Himbeermal),
2. kavernöse Hämangiome (einfach oder gemischt),
3. sternförmige Hämangiome (Teleangiektasien),
4. Lachsfleck (Erythema nuchae),
5. Portweinfleck,
6. hämangiomatöse Varizen.

Nur 1 Jahr später (1957) wurde bei Andrews aus dem kapillären Hämangiom wieder ein Portweinfleck und aus dem Erbeermal ein Hämangioma simplex. 1959 beschreibt Simpson das Erdbeermal hingegen als kavernöses Hämangiom. Ebenso hält es noch Bowerts 1960. Exakt das Gegenteil wird 1965 von Margileth veröffentlicht: „Das Erdbeermal (Hämangioma simplex) ist ein kapilläres Hämangiom". Auch in den letzten 30 Jahren hielt dieses Begriffschaos an. Jacobs versteht 1976 unter Erdbeermalen sowohl kapilläre als auch kavernöse Hämangiome. Noch im Pschyrembel von 1990 finden sich unter Hämangiom (Synonym Hämangioma capillare, sog. Blutschwamm) 2 Formen:

1. planes Hämangiom, Naevus flammeus sive teleangiektaticus (Taches de vin),
2. blastomatöses Hämangiom (strawberry marks).

Erkennbar wird die Diskrepanz, welche der Beschäftigung mit diesem Thema zugrunde liegt. Auszüge aus 130 Jahren wissenschaftlicher Arbeiten zeigen die immer wieder synonyme Verwendung des gleichen Begriffes auf vaskuläre Erscheinungen völlig unterschiedlicher Histologie und Ätiologie. Diese iatrogene Verwirrung des nosologischen Systems beruht meist auf der Nichtbeachtung histologischer und pathophysiologischer Erkenntnisse. Nur wenige Autoren, wie z. B. Mulliken und Glowacki, haben sich, dieser Tatsache bewußt, ausführlich und grundlegend mit der Klassifizierung erneut auseinandergesetzt. In einer 1975 begonnenen prospektiven Studie versuchten sie, die zellulären Merkmale verschiedener Gefäßveränderungen im Säuglingsalter und in der frühen Kindheit mit klinischen Erscheinungsbildern zu korrelieren. Teilergebnisse präsentierten sie erstmals auf dem 3. internationalen Workshop für Studien vaskulärer Anomalien 1980 in London. Mit histochemischen, elektronenmikroskopischen und autoradiographischen Untersuchungen der Probeexzisionen unterschieden sie die Gefäßmale in 2 Hauptgruppen: zum einen in Hämangiome, v. a. charakterisiert durch ihre Endothelzellhyperplasie, zum anderen in Gefäßmißbildungen, die einen normalen Endothelzellumsatz aufweisen. Weiterhin unterteilen

Hämangiome	Mißbildungen
Proliferationsphase	Kapillär
Involutionsphase	Venös
	arteriell
	lymphatisch

Klassifikation vaskulärer Veränderungen bei Säuglingen und Kleinkindern

sie die Hämangiome aufgrund ihres Entwicklungsverlaufs in 2 Phasen: eine Wachstums- und eine Rückbildungsphase. Die Gefäßmißbildungen differenzierten sie in kapilläre, venöse, arterielle und lymphatische Formen (s. Übersichten).

Durch weitere Untersuchungen ließen sich die Hämangiome den beiden Phasen exakt zuordnen. Zeigt sich in Autoradiogrammen eine deutliche Inkorporation von [^{3}H]Thymidin während der Proliferationsphase, so fehlt dieses Charakteristikum völlig während der Involutionsphase. Zudem finden sich in letzterer bei elektronen- bzw. lichtmikroskopischer Betrachtung vermehrt Fett und Bindegewebsanteile. Die Proliferationsphase hingegen charakterisierten v. a. die mehrschichtigen Basallaminae unterhalb der Endothelzellen mit und ohne Lumen. Durch eine spätere Veröffentlichung ließ sich dieses Zweiphasenmodell noch durch die Bestimmung der Mastzellzahl weiter untermauern. So zeigt sich in der Proliferationsphase das 10fache an Mastzellen im Vergleich zur Involutionsphase. Zwischen vaskulären Fehlbildungen und normaler Haut besteht kein signifikanter Unterschied.

Andere Studien belegen, daß Hämangiome von vaskulären Mißbildungen auch mittels angiographischer Gesichtspunkte getrennt werden können. Hämangiome erscheinen angiographisch als organisierte, drüsenähnliche Gefäßneoplasien mit Gefäßen und „parenchymaler" Komponente, während Fehlbildungen aus einer Ansammlung abnormaler Gefäße ohne einen „parenchymalen" Anteil bestehen. Diese Ergebnisse konnten wir nun erstmals nichtinvasiv mit der farbkodierten Duplexsonographie darstellen. Anhand der Echogenität der Hämangiome in Kombination mit der farbkodierten Gefäßdarstellung sind die Klassifikation und die Phaseneinordnung der vorhandenen Läsion wesentlich vereinfacht worden.

Als bemerkenswert seien hier auch die Parallelen erwähnt, die sich vom heutigen Stand der Forschung zu Anmerkungen Virchows vor über 120 Jahren ziehen lassen: „Das wahre cavernö-

Hämangiome (n = 26)	Mißbildungen (n = 23)
Endothelzellproliferation	Normaler Endothelzyklus
- 40 % bei Geburt vorhanden (gewöhnlich als roter Fleck)	- 90 % bei Geburt bemerkt
- rapides postnatales Wachstum und langsame Involution	- gleichmäßiges Wachstum mit dem Kind
w : m 5 : 1	w : m 1 : 1

Zelluläre und klinische Merkmale kindlicher Gefäßveränderungen

se Angiom erscheint in zwei Hauptformen, die allerdings wohl nur gewissen Stadien der Entwicklung entsprechen, die aber doch eine Trennung erfordern, weil manche Fälle das zweite Stadium überhaupt nicht erreichen, und weil erhebliche Verschiedenheiten des Verlaufs daraus resultieren." (V_1, S. 330)

Er spricht hier von umgrenzten oder abgekapselten (Angioma cavernosum circumscriptum s. incapsulatum) und verstrichenen (A. cavernosum diffusum) Formen. Anzunehmen wäre, daß das, was Mulliken als Hämangiom beschreibt, bei Virchow mit A. cavernosum circumscriptum benannt wurde. Besonders erwähnenswert ist auch die Tatsache, daß er bereits die „mehrfach geschichteten Wandungen" erkannte. Es wäre sicher vermessen, sämtliche Erkenntnisse Virchows übertragen zu wollen, jedoch hat seine Abgrenzung der Teleangiektasien von den Hämangiomen bis heute Bestand. Sie unterscheiden sich sowohl in ihrem klinischen Verlauf als auch in ihrem histologischen Aufbau. Trotzdem werden sie auch noch heute manchmal bei Therapiestudien alle „in den gleichen Topf geworfen".

In den letzten Jahren wurden in der deutschsprachigen Literatur die Hämangiome zumeist folgendermaßen unterteilt:

a) plane Hämangiome,
b) planotuberöse Hämangiome,
c) tuberonodöse Hämangiome,
d) nodöse Hämangiome.

In diesem Buch werden von Cremer jedoch die Nachteile dieser Einteilung sehr schön dargestellt. Er gibt zu bedenken, daß es sich v. a. für oberflächliche Hämangiome (a-c) nach dieser Einordnung in aller Regel nur um eine momentane Zustandsbeschreibung handelt. Denn die anfangs planen Hämangiome können in der Wachstumsphase in planotuberöse und tuberöse Hämangiome übergehen. Umgekehrt werden aus tuberösen Hämangiomen in der Rückbildungsphase allmählich wieder plane Hämangiome. Daher empfiehlt er der „aktuellen" und inzwischen international gebräuchlichen Einteilung der Hämangiome von Mulliken und Glowacki zu folgen.

Auf dieser Klassifikation basierend hat Cremer seine erweiterte Einteilung erarbeitet. Hierbei hat er besonds hervorgehoben, daß für eine Charakterisierung von Hämangiomen auch folgende zusätzliche Faktoren mit berücksichtigt werden müssen: *Wachstumsgeschwindigkeit, Lokalisation, Größe, Komplikationen, Sonderformen* usw. Basierend auf diesen Überlegungen hat er im 3. Kapitel dieses Buches seine *erweiterte Einteilung* der Hämangiome erarbeitet.

Natürlich kann auch diese Einteilung nicht alle Gefäßneubildungen und alle Gefäßmißbildungen erfassen. Einzelne Punkte müssen auch weiterhin noch erörtert und überarbeitet werden. Wichtig ist dabei die interdisziplinäre Zusammenarbeit und die Integration sämtlicher Erkenntnisse von der Histologie bis zu modernen diagnostischen Methoden, wie z. B. der farbkodierten Duplexsonographie. Die letzte Einteilung nach Cremer stellt für die Hämangiomklassifikation jedoch einen weiteren Fortschritt dar. Erst wenn die scheinbar einfache Befundung und Diagnostik von Hämangiomen derart gewissenhaft durchgeführt wird, kann man in Zukunft noch weitere Erkenntnisse für erfolgreiche Behandlungsstrategien zu diesem vielschichtigen Tumor sammeln. Zudem werden dadurch der Vergleich und die Beurteilung der alten und der neuen Therapieverfahren erst objektiv möglich, da man nicht mehr die Therapie von Äpfeln mit der Therapie von Birnen vergleicht.

Dieser Beitrag sollte jedoch auch zeigen, daß der interessante Tumor Hämangiom schon lange die Medizin beschäftigt. Trotzdem fehlen uns noch viele Erkenntnisse, und wir müssen auch in diesem Fall lernen, uns von alten Lehrmeinungen zu trennen, ohne jedoch erfolgreiche Erkenntnisse zu vernachlässigen.

Entwicklung der Hämangiomtherapie in den letzten Jahrzehnten

H. Zaun

Anliegen der vorliegenden Publikation ist eine aktuelle Standortbestimmung der Hämangiomtherapie. In diesem Zusammenhang erscheint eine kurze Darstellung der sich wandelnden Anschauungen über Notwendigkeit und zweckmäßige Methodik einer Behandlung von geschwulstmäßigen Angiomen von Nutzen. Die 20-30 Jahre zurückliegenden Diskussionen darüber, ob man Hämangiome angesichts der hohen Spontanheilungsrate überhaupt behandeln soll oder ob man sich mit dem Verzicht auf Therapie einer Unterlassung schuldig macht, da Abwarten für einzelne Patienten auch ungünstige Folgen haben kann, wirken bis heute als einseitige therapeutischen Konzepte nach. Vorurteile können aber auch der Erprobung und Verbreitung neuer und verbesserter Therapiemethoden entgegenstehen. Es sollen daher anhand repräsentativer Literaturstellen die kontroversen Anschauungen über einerseits den Nutzen aktiven (strahlen-) therapeutischen Vorgehens beim Hämangiom und andererseits die Vorteile abwartenden Verhaltens kurz erörtert werden.

Die Tatsache, daß Hämangiome spontan heilen können, war seit langem bekannt, ist aber erst in den 50er Jahren in der Literatur eingehender diskutiert worden [7, 9, 12]. Es galt bis dahin als „selbstverständlich", daß Säuglingshämangiome behandlungsbedürftige Veränderungen sind. Als „Methode der Wahl" wurde die Strahlentherapie angesehen und als „überragend wirksam" herausgestellt [8, 10, 14]. Chirurgische Therapie sowie Sklerosierung, Vereisung mit Kohlensäureschnee und Elektrokoagulation wurden – besonders in Hinblick auf das kosmetische Ergebnis – als weniger erfolgreich beurteilt [10].

Proppe hat dann seit 1957 wiederholt und mit großem Nachdruck in Vorträgen und Publikationen den Nutzen der Röntgenbehandlung angezweifelt (z.B. [9]; vgl. auch [7]). Er begründete dies mit der hohen Spontanheilungsrate von über 95 %. Langzeitig seien die Ergebnisse der Röntgentherapie den Resultaten bei abwartender Behandlung nicht überlegen [9]; vielmehr könne die Bestrahlung eine rasche Spontanheilung eher hemmen [9]. Eine

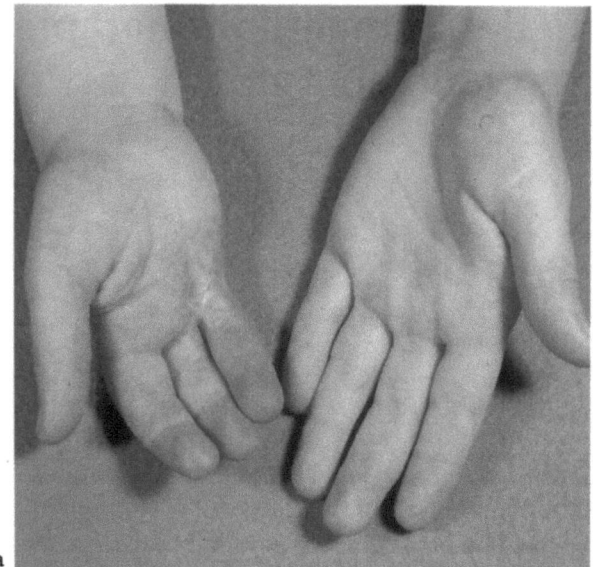 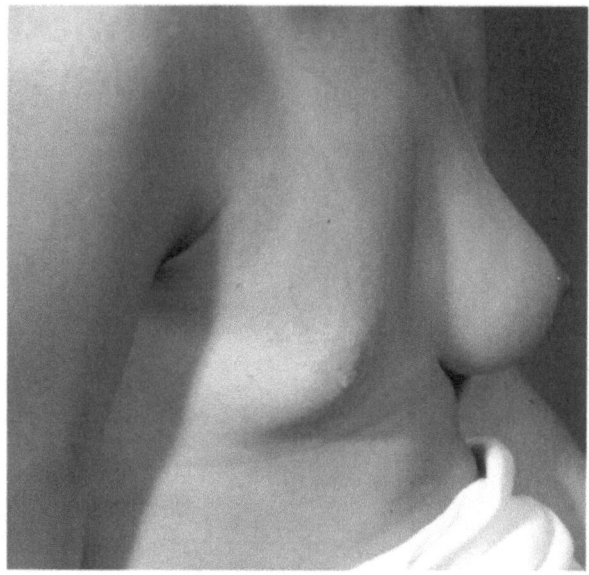

Abb. 1 a,b
Strahlenschäden nach Weichstrahltherapie von Hämangiomen im Säuglingsalter

Strahlenbelastung von Kleinkindern ohne erkennbar therapeutischen Vorteil sei nicht vertretbar. Proppe führt in der hier zitierten Mitteilung auch eine größere Zahl von Arbeiten an, in denen über Strahlenschäden nach Hämangiombehandlung (Abb. 1 a,b) berichtet wurde. Allerdings betreffen sie – wie Proppe auch ausdrücklich herausstellt – meist Bestrahlungen bei großen Angiomen mit mehreren Feldeinstellungen bzw. Bestrahlungen in Risikoregionen und mit Strahlenqualitäten größerer Härte, wie sie Ende der 50er Jahre zur Angiombestrahlung kaum noch angewandt wurden. Daß mit der seit dieser Zeit bevorzugt eingesetzten Weichstrahltherapie mit Beryllium-gefensterten Röhren und Röhrenspannung von 10-30 kV Strahlenschäden an der Haut bei vorsichtiger Dosiswahl allenfalls ausnahmsweise auftraten [10, 12], wird auch von Proppe nicht bestritten.

Andererseits haben auch die engagierten Verfechter der Strahlentherapie darauf hingewiesen, daß bei Lokalisation von Blutschwämmen über Knochenwachstumszonen, in der Mammaregion, im Bereich der Gonaden und über der Schilddrüse diese Therapie nicht oder nur sehr vorsichtig dosiert eingesetzt werden sollte [7, 12, 13, 14], da hier das Risiko bleibender funktioneller und kosmetischer Schädigung sehr groß ist (vgl. Abb. 1a, b). Daß bei Patienten, die wegen Hämangiomen eine Röntgenbestrahlung erhalten haben, vermehrt bestimmte maligne Tumoren auftreten sollen, ist erst in den letzten Jahren diskutiert worden (vgl. [5]).

Sicherlich waren mögliche Strahlenschäden nicht das maßgebliche Argument für die Einstellung Proppes. Vielmehr stellte er Nutzen und Notwendigkeit der aktiven Hämangiomtherapie grundsätzlich in Frage; seine Argumente haben damals viele Kollegen überzeugt und in ihrem therapeutischen Vorgehen geprägt.

Abb. 2 a-d ➤
Erfolgreiche Weichstrahltherapie von Hämangiomen mit Befunden vor und nach der Therapie

KAPITEL 2 Entwicklung der Hämangiomtherapie in den letzten Jahrzehnten 9

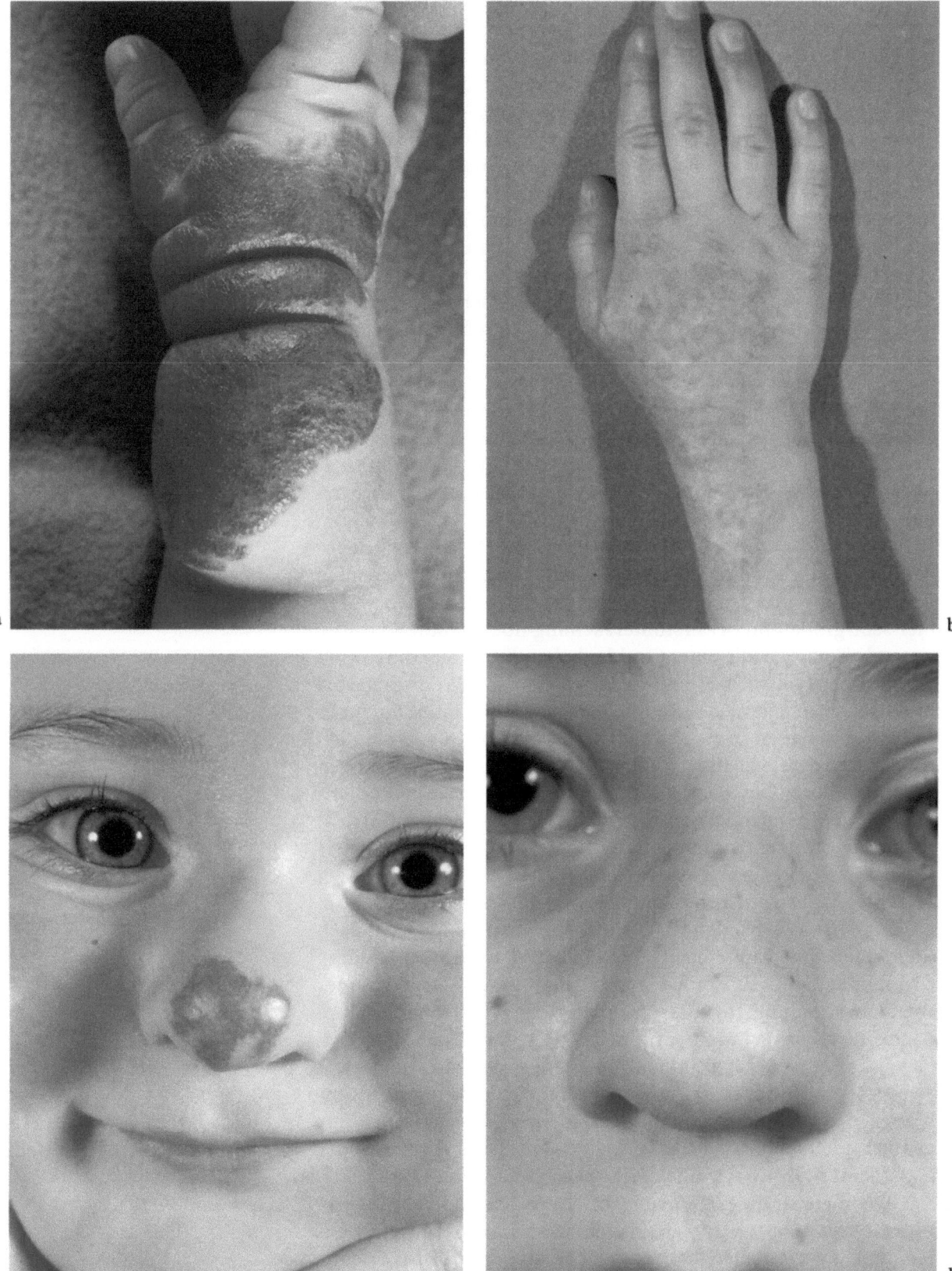

Von den Befürwortern der Strahlentherapie ist demgegenüber betont worden, daß bei frühzeitiger Bestrahlung mit sehr niedrigen Dosen – und damit besonders schonend – ein sehr rascher Wachstumsstillstand erreicht werden kann [8, 12, 14]. Auf eine Spontaninvolution sei durchaus kein Verlaß [2, 12], und bei zu langer Therapieverzögerung könne es fallweise zu schweren funktionellen und kosmetischen Schäden kommen [10, 16]. Schnyder hat kürzlich in einer historischen Übersicht zur dermatologischen Radiotherapie in Zürich noch einmal darauf hingewiesen, daß sein Lehrer Miescher der Meinung war, „daß es grundsätzlich falsch sei, trotz der Spontanrückbildungstendenz der Hämangiome die Strahlentherapie abzulehnen, da die Involution durch eine vorsichtige Radiotherapie signifikant beschleunigt werde" [11].

Es ist bemerkenswert, daß niemals im Schrifttum über größere Untersuchungsserien berichtet worden ist, bei denen konsequent und ausnahmslos auf eine Therapie verzichtet wurde bzw. bei denen Ergebnisse von „wait and see" und Röntgentherapie an einem Krankengut ohne jede Vorauswahl verglichen wurden.

Untersuchungen von Klostermann u. Just [7], die 198 unbehandelte Blutschwämme von 137 Patienten betrafen (zweimalige Untersuchung im Abstand von 4 Jahren; ausgeschlossen waren hier sehr große und bei Erstuntersuchung noch deutlich proliferierende Tumoren, die einer Strahlenbehandlung zugeführt wurden) haben ergeben, daß im 5.–6. Lebensjahr 56,1 % der Angiome praktisch abgeheilt, 38,8 % deutlich zurückgebildet und nur 5,1 % unverändert waren (n = 98). Im 7.–11. Lebensjahr (n = 91) fanden die Autoren deutliche Rückbildung bei 30,8 % der Beobachtungen und Abheilung bei 69,2 %. Da sich damit die Spontanheilungstendenz eindeutig bestätigt, plädierten Klostermann u. Just dafür, die Strahlentherapie auf Blutschwämme mit erheblicher Wachstumtstendenz zu beschränken.

Jung u. Köhler [6] berichteten 1977 über 100 in den Jahren 1966–1969 erfaßte Kinder mit evolutiven Hämangiomen, die nach Randomisationsplan je zur Hälfte einer Weichstrahlbehandlung (Dermopan, Stufe II, 29 kV, 0,3 mm Aluminiumfilter) bzw. einer Pseudobestrahlung zugeführt worden waren und über 6 Jahre nachkontrolliert wurden. Es fanden sich zwischen den Vergleichskollektiven hinsichtlich Abheilungsrate und Häufigkeit und Art von Residuen keine Unterschiede. Die Autoren resümmieren, daß „eine vorsichtig und gewissenhaft ausgewählte Röntgentherapie das biologische Verhalten der Hämangiome weder signifikant positiv noch signifikant negativ beeinflußt"[6].

Wenngleich die Argumente von Proppe vermutlich nur wenige Kollegen dazu veranlaßt haben, ausnahmslos auf eine Behandlung zu verzichten, haben sie doch eine sehr viel vorsichti-

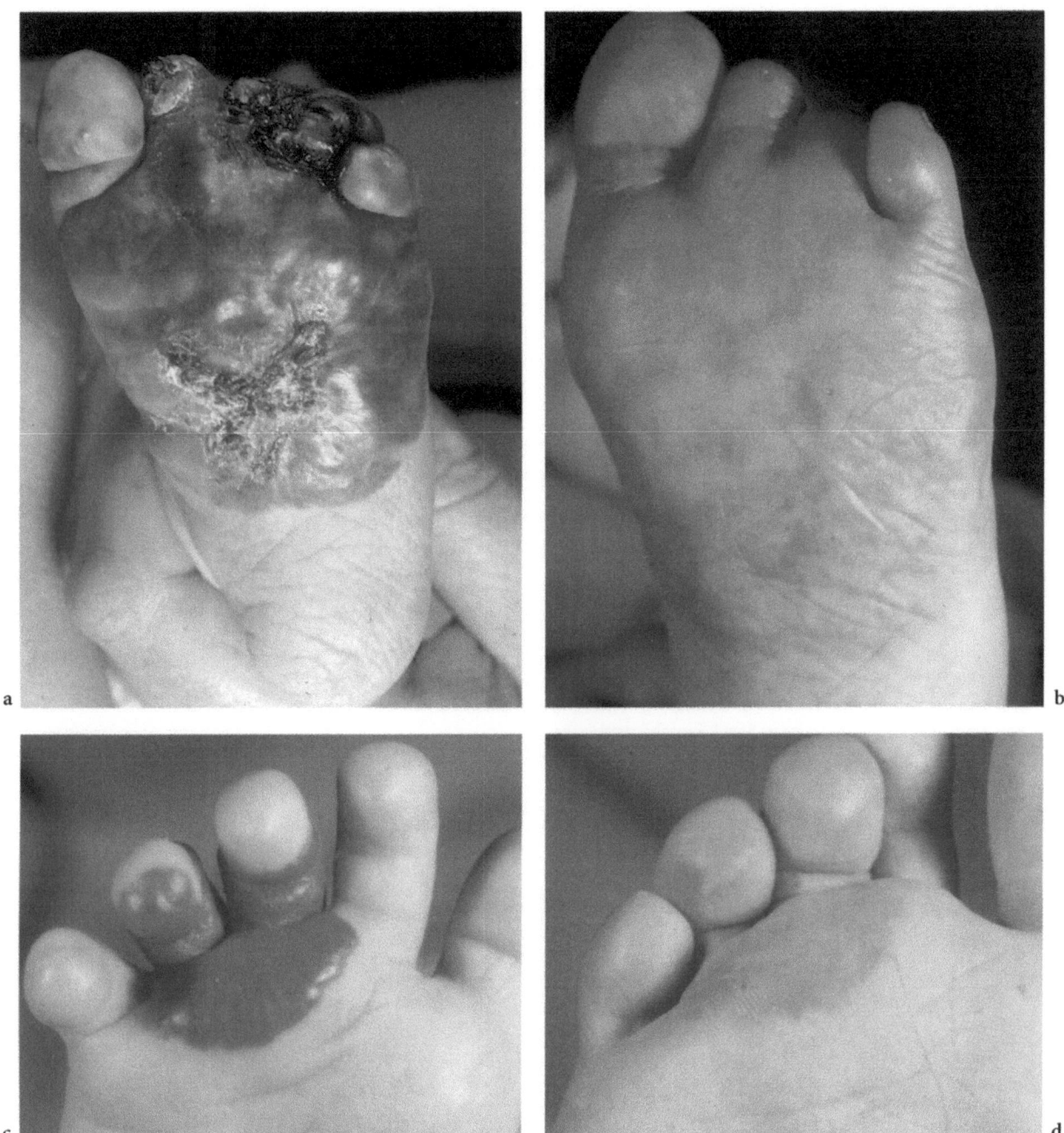

Abb. 3 a-d
Spontaninvolution von Hämangiomen bei der Therapieform: „wait and see"

gere Strahlenbehandlung und Eingrenzung der Behandlungsindikationen bewirkt. Spätestens zu Beginn der 70er Jahre war allgemein anerkannt, daß Blutschwämme ohne erkennbare Wachstumstendenz und in kosmetisch unkritischen Lokalisationen nicht mehr bestrahlt werden sollten [1, 13]. Deutliche Wachstumstendenz („schneller als das Kind"; [16]), Lokalisation im Gesicht und im Kiefer-Hals-Nacken-Bereich [1, 2] gelten seither als Indikation für aktives Vorgehen.

Über ein diesen Therapieempfehlungen entsprechendes Krankengut von 342 in den Jahren 1958-1977 in der Homburger Hautklinik behandelten Hämangiomkindern haben Altmeyer u. Altmeyer berichtet [1]. Bei 126 mit Weichstrahlen behandelten Kindern (vorwiegend bei Hämangiomen am Kopf) ergaben die Kontrollen ganz überwiegend zufriedenstellende Ergebnisse (Abb.2a-d). Aber auch bei 184 unbehandelten Patienten hatten sich nach mehrjährigen Kontrollen die Blutschwämme vollständig oder bis auf geringe Residuen zurückgebildet (Abb. 3 a-d). Operation oder systemische Steroidbehandlung wurden nur in einzelnen Fällen vorgenommen. Allgemein standen die Dermatologen bis vor wenigen Jahren alternativen Therapiemaßnahmen zu Röntgenstrahlen und Abwarten sehr zurückhaltend gegenüber. So haben die von Wulf u. Memmesheimer [15, 16] berichteten guten Therapieergebnisse bei Behandlung oberflächlicher Hämangiome mit flüssigem Stickstoff kaum zu weiterer Verbreitung dieses Therapieverfahrens geführt. Erst mit Laser, Kryosonde und Sonographie ist die Hämangiomtherapie wieder in Bewegung gekommen.

Literatur

1. Altmeyer P, Altmeyer D (1978) Zur Klinik und Therapie der geschwulstmäßigen Angiome des Kindesalters. Saarl Ärztebl 31:373-375
2. Born W (1973) Strahlenbehandlungvon Hämangiomen im Kindesalter. Z Allgemeinmed 49:51-56
3. Cremer H (1992) Gefäßveränderungen im Kindesalter. Kinderarzt 23:24-26
4. Djawari D, Cremer HJ (1993) Kontraktkryochirurgische Frühbehandlung des Säuglingshämangioms. Akt Dermatol 19:317-321
5. Gallenkemper G, Rabe E, Kreysel HW (1996) Kasuistik: Kindliche Haemangiome, Eigenarten und Therapie-Richtlinien. Vasomed 8:124-131
6. Jung EG, Köhler U (1977) Rückbildung frühkindlicher Haemangiome nach Röntgen- und Pseudobestrahlung. Arch Derm Res 259:21-28
7. Klostermann GF, Just J (1964) Untersuchungen an unbehandelten Haemangiomen. Strahlentherapie 125:10-19
8. Nödl F (1960) Gutartige Neubildungen der Haut. In: Gottron HA, Schönfeld W (Hrsg) Dermatologie und Venerologie, Bd IV. Thieme, Stuttgart, S 205-276
9. Proppe A (1958) Spezielle Röntgenbehandlung. In: Gottron HA, Schönfeld W (Hrsg) Dermatologie und Venerologie, Bd. II/1. Thieme, Stuttgart, S 81-89
10. Schnyder UW (1954) Zur Pathologie und Therapie der Haemangiome des Kindesalters. Schweiz Rundsch Med 44:240-244
11. Schnyder UW (1996) Geschichte der Dermatologischen Radiotherapie in Zürich. Akt Dermatol 22:195-197
12. Schwarz K (1961) Zur Strahlentherapie der Haemangiome und Keloide. Schweiz Rundsch Med 50:924-930
13. Storck H, Schwarz K (1967) Sollen evolutive Haemangiome behandelt werden? Schweiz Med. Wochenschr 97:469-477
14. Wolfram S (1956) Strahlentherapie der Hautkrankheiten. Verlag Med. Wissensch. W.Mandrich, Wien Bonn
15. Wulf K Memmesheimer AR (1966) Zur Behandlung der kavernösen Haemangiome bei Kindern mit flüssigem Stickstoff. Hautarzt 17:472-475
16. Wulf K, Memmesheimer AR (1967) Zur Problematik der Behandlung kavernöser Haemangiome bei Kindern. Dtsch Med Wochenschr 92:384-386

Klassifikation der benignen vaskulären Tumoren des Gefäßendothels im Kindesalter

(klassische Hämangiome, Hämangiomatosen, Hämangiom - Sonderformen, sonstige congenitale vaskuläre Tumoren und hämangiom-ähnliche Malformationen)

H. CREMER

Definition und Klinik

Hämangiome sind definiert als *wachsende, gutartige Tumoren des vaskulären Endotheliums*. Sie sind bei Geburt häufig noch nicht vorhanden, werden meist erst ab der 3. Woche als hellrote Veränderungen sichtbar, wachsen über einige Monate und bilden sich dann großteils über Jahre allmählich wieder zurück (Abb. 1).

Im Gegensatz zu den Hämangiomen handelt es sich bei Gefäßfehlbildungen um Entwicklungsanomalien, welche bei Geburt bereits vorhanden sind, eine bläuliche Färbung aufweisen und weder ein deutliches Wachstum noch eine Rückbildungstendenz zeigen.

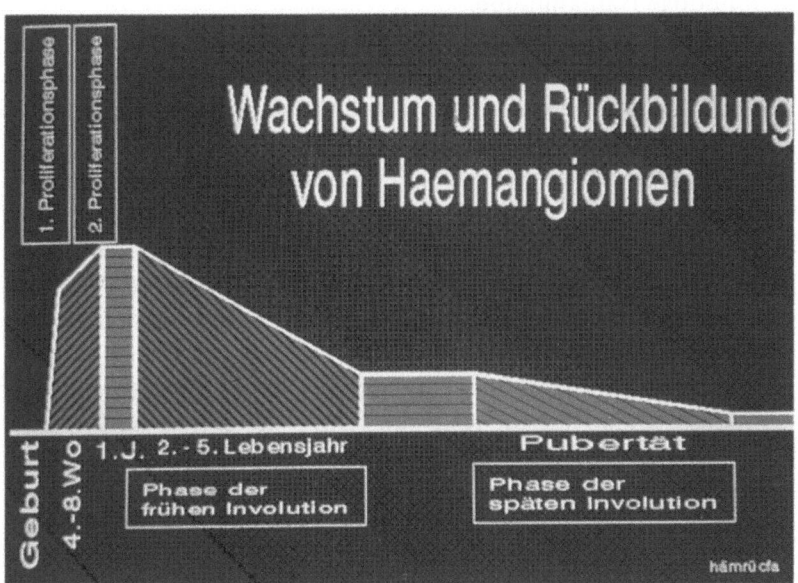

Abb. 1
Wachstum und Rückbildung von Hämangiomen

Prädisponierende Faktoren

Frühgeburtlichkeit scheint ein prädisponierender Faktor zu sein, wobei das Risiko um so größer ist, je unreifer das Kind bei Geburt ist [1]. Vor allem für oberflächliche Hämangiome ergaben eigene Untersuchungen eine ausgeprägte Bevorzugung des weiblichen Geschlechts von ca. 3:1.

Pathogenese

Die Entwicklung von Hämangiomen steht in engem Zusammenhang mit der Reifung des Gefäßsystems. Es wird angenommen, daß bei Kindern mit Hämangiomen die normalerweise in den letzten Schwangerschaftsmonaten beendete Organisation des Gefäßsystems der Haut auch postnatal noch nicht zum Abschluß gekommen ist und dadurch noch dem Einfluß angiogenetischer Faktoren ausgesetzt bleibt [9].

Einteilung

Bisherige Einteilung

In der deutschsprachigen Literatur wurden Hämangiome bisher meist unterteilt in
a) plane Hämangiome,
b) planotuberöse Hämangiome,
c) tuberöse Hämangiome,
d) tuberonodöse Hämangiome und
e) nodöse Hämangiome.

Diese Einteilung ist aber nach neueren Erkenntnissen nicht mehr haltbar, sie ist allenfalls noch anwendbar auf die *lokalisierten „klassischen" Hämangiome*.

Vor allem für die oberflächlichen Hämangiome (a-c) ist aber zu bedenken, daß es sich bei dieser Einordnung in aller Regel nur um eine momentane Zustandsbeschreibung handelt. So können plane Hämangiome in der Wachstumsphase übergehen in planotuberöse und tuberöse Hämangiome. Umgekehrt werden aus tuberösen Hämangiomen in der Rückbildungsphase allmählich wieder plane Hämangiome. Ich empfehle daher für diese Gruppe der „klassischen Hämangiome" der inzwischen international gebräuchlichen Einteilung nach Mulliken und Glowacki zu folgen [20]. Diese Autoren unterscheiden zunächst nach dynamischen Gesichtspunkten eine *proliferative Phase* und eine *Rückbildungsphase*.

Einteilung der Hämangiomformen

Bisherige Einteilung:		Neue Einteilung
I.	plan	
II.	planotuberös	oberflächlich
III.	tuberös	
IV.	tuberonodös	gemischt
V.	nodös	tiefliegend

Die weitere Unterteilung erfolgt dann in
 1.1. oberflächliche Hämangiome,
 1.2. tiefliegende Hämangiome,
 1.3. Mischformen.

Zur Gegenüberstellung der alten und neuen Einteilung s. Übersicht 1.

Die „klassischen Hämangiome" repräsentieren zwar mit Abstand die größte Gruppe aller vaskulären Tumoren. Es hat sich aber gezeigt, daß es Gruppen andersartiger vaskulärer Gefäßtumoren gibt, welche sich zum einen bezüglich Verlauf, Prognose, und erforderlicher Therapie- dann aber auch bezüglich ihrer Histologie - grundsätzlich unterscheiden von den „klassischen lokalisierten Hämangiomen". Diese Formen sind zwar zahlenmäßig selten, sie bereiten aber diagnostisch und therapeutisch oft erhebliche Probleme und stehen daher zunehmend im Mittelpunkt des Interesses der angiologischen Forschung.

Die folgende Klassifikation (s. Seite 16-17) berücksichtigt die hier angesprochenen Probleme.

Die „klassischen lokalisierten Hämangiome" repräsentieren mit über 85% die mit Abstand häufigste Form der benignen vaskulären Tumoren des Gefäßendothels im Kindesalter.

Von den klassischen lokalisierten Hämangiome wiederum gehört der weitaus größte Teil (85%) zur Gruppe der oberflächlichen Hämangiome. Diese Gruppe ist daher von enormer praktischer Bedeutung, sie ist aber äußerst uneinheitlich. Daher ist ihre exakte Beschreibung sehr wichtig um prognostische Aussagen machen zu können. Aber auch für die Erstellung von Richtlinien für eventuell erforderliche diagnostische und therapeutische Maßnahmen und um das Ergebnis therapeutischer Maßnahmen vergleichen zu können, ist speziell für die Gruppe der „klassischen oberflächlichen Hämangiome" eine weitergehende Klassifizierung erforderlich welche eine Reihe zusätzlicher Faktoren berücksichtigt. Dies geschieht durch eine ergänzende Klassifizierung (s. S. 18).

Neue Klassifizierung gutartiger vaskulärer Gefäßtumoren

1	lokalisierte „klassische" Hämangiome[1]
1.1	oberflächlich
1.1.1	weiße Hämangiome" („Hämangiomvorläufer")
1.1.2	flache, diffus gerötete Veränderungen
1.1.3	gruppenförmig auftretende Hämangiompapeln
1.1.4	teleangiektatische Hämangiomformen
1.1.4.1	ohne weißen Ring
1.1.4.2	mit weißem Ring
1.1.5	regelmäßig begrenzte erhabene Hämangiome
1.2	tiefliegend
1.3	gemischt
2	systematisierte Hämangiomatosen
2.1	Benigne neonatale Hämangiomatose (nur die Haut ist beteiligt)
2.2	Disseminierte Hämangiomatose der Haut mit viszeraler Beteiligung
2.3	Disseminierte Hämangiomatose mit viszeraler Beteiligung ohne Hautbefall
3	Hämangiom-Sonderformen
3.1	Ausgedehnte Hämangiome im cranofacialen Bereich (oberflächlächlich oder gemischt) welche eine ganze Gesichtshälfte oder mehr betreffen
3.1.1	ohne viszerale Beteiligung
3.1.2	mit zusätzlicher viszerale Beteiligung
3.2	eruptive Angiome
3.3	„tumorartige Hämangiome des Neugeborenen mit guter Spontanrückbildung"
3.3.1	erhabene violette Tumoren mit erweiterten Venen
3.3.2	erhabene, gräulich aussehende Tumoren mit multiplen kleinen Teleangiektasien
3.3.3	flache infiltrative Tumoren mit violetter bedeckender Haut
4	„sonstige congenitale vaskuläre Tumoren"
4.1	KASABACH-MERRITT-Syndrom
4.2	tufted Angiom
4.3	Hämangioperizytom
4.4	kaposiformes Hämangioendotheliom

[1] siehe auch „erweiterte Klassifizierung der oberflächlichen klassischen Hämangiome" nach CREMER

Differential - Diagnose

"hämangiom-ähnliche" Gefäßmalformationen

1 blue rubber bleb nevus Syndrom

2 GORHAM-STOUT-Syndrom

3 Angiokeratome
3.1 lokalisiert, erworben
3.1.1 solitäre Angiokeratome
3.1.2 multiple Angiokeratome
3.2 lokalisiert, angeboren
3.2.1 Angiokeratoma circumscriptum
3.2.2 Angiokeratoma MIBELLI
3.2.3 Angiokeratoma FORDYCE

3.3 generalisiert
3.3.1 Angiokeratoma corporis diffusum
5.3.3.2 Angiokeratoma bei Fucosidosis

4 verruköse Angiome

5 Glomangiome
5.1 isoliert
5.2 multiple
5.2.1 congenital multiple plaquelike glomus tumor

6 Cutis marmorata teleangiectatica congenita
6.1 isoliert
6.2 in Kombination mit Fehlbildungen

Erweiterte Klassifizierung der „klassischen lokalisierten oberflächlichen Hämangiome" (nach CREMER)

A Aufteilung in unterschiedliche Hämangiomphasen
1 Proliferative Phase
1.1 langsam wachsend
1.2 rasch wachsend
1.3 exzessiv wachsend
2 stationär
3 Phase der Regression
3.1 komplette Rückbildung
3.1.1 ohne Narbenbildung
3.1.2 mit geringer Narbenbildung
3.1.3 mit ausgeprägter Narbenbildung
3.2 partielle Rückbildung
3.3 fehlende Rückbildung

B Berücksichtigung der Hämangiomgröße
1 klein (< 1 cm)
2 mittelgroß (1-5 cm)
3 großflächig (> 5 cm)

C Berücksichtigung der Hämangiomanzahl
1 einfach
2 multipel

D Berücksichtigung der Hämangiomlokalisation
1 Kopf
1.1 Gesicht
1.1.1 Problembereich Auge
1.1.2 Problembereich Lippen
1.1.3 Problembereich Nase
1.2 Haarbereich
2 Hals
3 Stamm
4 Arme und Schultern
5 Beine und Hüften
6 Anogenitaler Bereich (Problembereich)

E Berücksichtigung von Hämangiomkomplikationen
1 Ulzeration
2 Infektion
3 Obstruktion
4 Blutung

Besprechung der einzelnen Formen benigner vaskulärer Tumoren

Zu 1 lokalisierte „klassische" Hämangiome:
Die lokalisierten klassischen Hämangiome repräsentieren nach eigenen Untersuchungen (Auswertung von 1130 Gefäßanomalien) über 85% aller Gefäßanomalien des frühen Kindesalters. 10-12% aller Kinder entwickeln im Verlauf des 1. Lebensjahres lokalisierte „klassische" Hämangiome.

Zu 1.1 oberflächliche lokalisierte „klassische" Hämangiome:
Von der Gruppe 1 der lokalisierten klassischen Hämangiome gehören ca. 85% zu den oberflächlichen Hämangiomen. Oberfächliche Angiome können in sehr unterschiedlichen Formen in Erscheinung treten (9).

Nicht selten sehen wir bereits beim Neugeborenen die sogenannten weißen Hämangiome (Abb. 2). Es handelt sich hierbei um „Hämangiomvorläufer", aus denen sich im weiteren erhabene Hämangiome entwickeln können (Abb. 3).

Manche Hämangiome treten als flache, diffus gerötete Veränderungen in Erscheinung (Abb. 4), andere wiederum manifestieren sich als gruppenförmig auftretende Hämangiompapeln (Abb. 5). Seltener sind teleangiektatische Hämangiomformen (Abb. 6a), welche auch von einem blassen Ring begrenzt sein können (Abb. 6b).

Die mit Abstand größte Gruppe ist die Untergruppe 1.1.5 der regelmäßig begrenzten erhabenen Hämangiome (Abb. 7). Sie repräsentiert nach eigenen Erfahrungen (Auswertung von 835 „klassischen Hämangiomen") über 95% der oberflächlichen klassischen Hämangiome.

Zu 1.2 tiefliegende Hämangiome:
Tiefliegende Hämangiome (1-2% der lokalisierten „klassischen" Hämangiome) manifestieren sich zunächst meist als wachsende, komprimierbare Tumoren (Abb. 8). Eine Diagnosesicherung ist in aller Regel nur durch zusätzliche diagnostische Maßnahmen (Sonographie, NMR, u.U. eine Angiographie) möglich. Erfahrungsgemäß haben tiefliegende Hämangiome eine wesentlich schlechtere Rückbildungstendenz.

Zu 1.3 gemischte Hämangiome:
Gemischte Hämangiome (ca 12% der lokalisierten „klassischen" Hämangiome) treten nicht selten zunächst als oberflächliche Hämangiome in Erscheinung. Erst im weiteren Verlauf wird die zusätzliche Entwicklung einer tieferen Komponente erkennbar (Abb. 9, 10). Auch hier ist eine Diagnosesicherung durch zusätzliche diagnostische Maßnahmen (Sonographie, NMR, u.U. Angiographie) erforderlich.

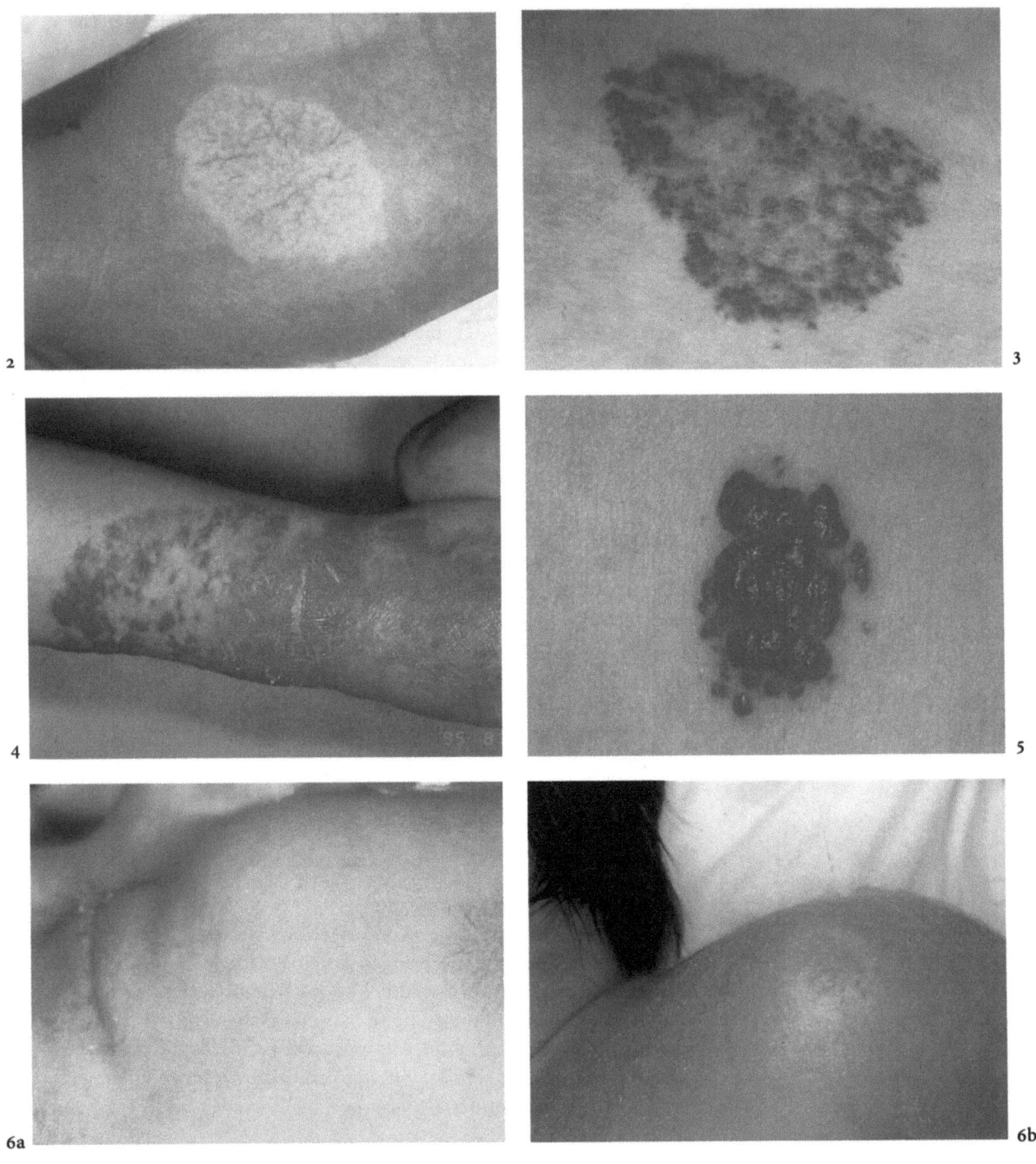

Abb. 2. „Weißes Angiom" bei Neugeborenem

Abb. 3. Ein aus „weißem Angiom" entstandenes, flaches Angiom

Abb. 4. Flaches, diffus gerötetes Hämangiom

Abb. 5. Gruppenförmig aufgetretene Hämangiompapeln

Abb. 6. a Teleangiektatisches Hämangiom ohne weißlchen Ring; **b** Teleangiektatisches Hämangiom mit weißlichem Ring

KAPITEL 3 Klassifikation der Hämangiome im Kindesalter

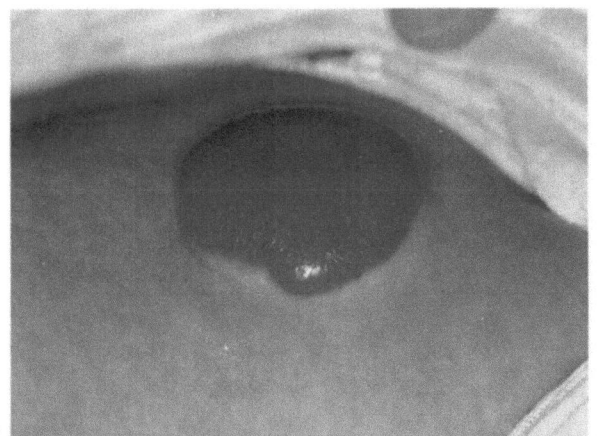
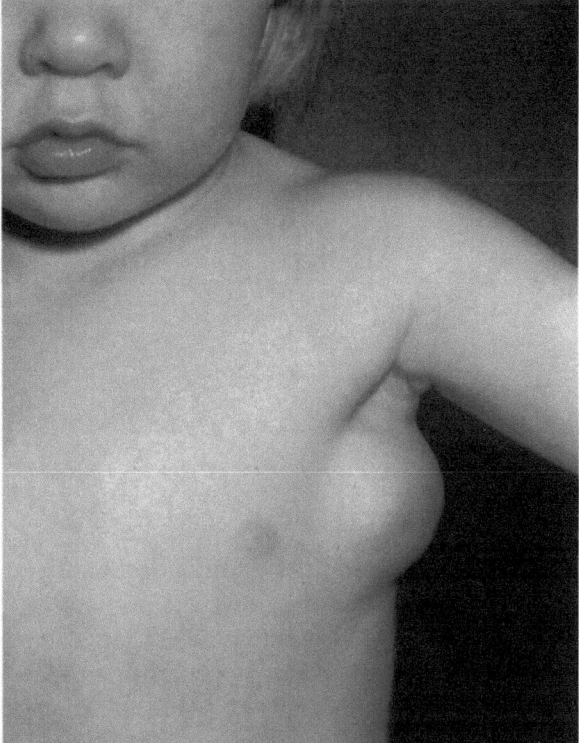
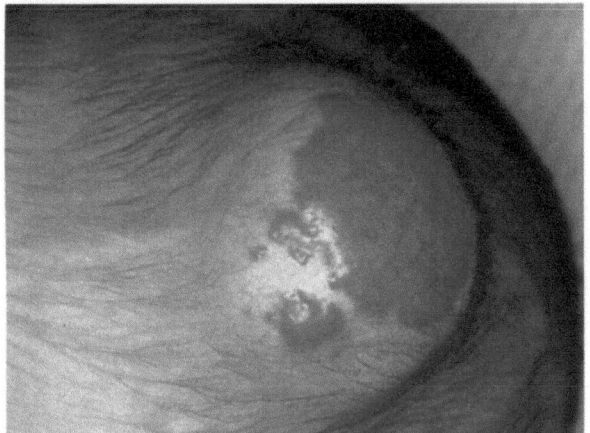
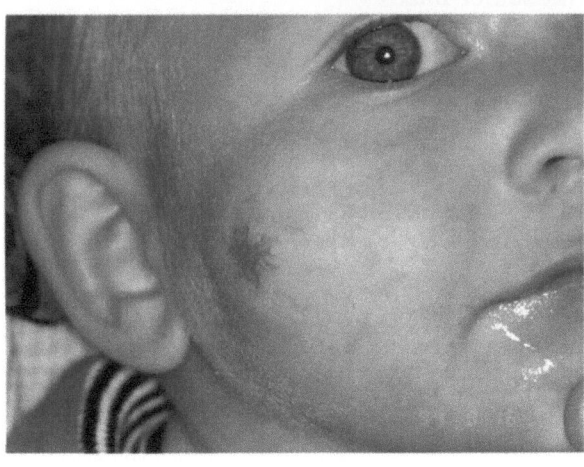

Abb. 7. Erhabenes Hämangiom

Abb. 8. Tiefliegendes Hämangiom

Abb. 9. Gemischtes Hämangiom

Abb. 10. Gemischtes Hämangiom

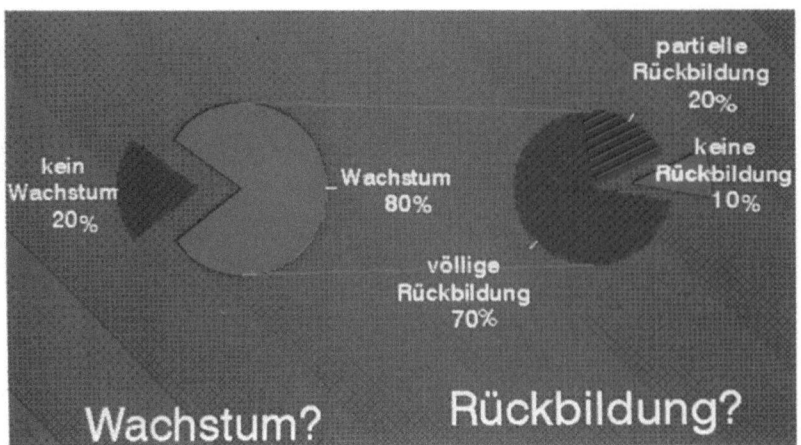

Abb. 11
Wachstum und Rückbildung von „klassischen" Hämangiomen

Zu Wachstum und Rückbildung der lokalisierten „klassischen" Hämangiome:

Ca 80% dieser Hämangiome wachsen zunächst über einige Monate. Die meisten Hämangiome bilden sich dann im Laufe der Zeit spontan wieder zurück (Abb. 11). Die spontane Rückbildung beginnt in der Regel in der 2. Hälfte des 1. Lebensjahres. Das anfänglich hellrote Hämangiom (Abb. 12a) wird allmählich flacher und verliert seine hellrote Färbung. Im Verlauf der Rückbildung kommt es zum Auftreten grauer Inseln (Abb. 12b). Nach Abschluß der Rückbildung verbleibt in der Regel eine Narbe, welche in Größe und Form dem Hämangiom zum Zeitpunkt seiner maximalen Ausdehnung entspricht (Abb. 12c). Auch nach kompletter Remission können kosmetisch erheblich störende narbige Restzustände verbleiben (Abb. 13).

Zur Hämangiomgröße:

Die letztlich resultierende Hämangiomgröße wird bestimmt von der Wachstumsgeschwindigkeit und der Wachstumsdauer. Da die Wachstumsdauer meist auf wenige Monate begrenzt ist, kommt der Wachstumsgeschwindigkeit die entscheidende Bedeutung für die Größenentwicklung zu. Die Wachstumsgeschwindigkeit der Hämangiome kann extrem unterschiedlich sein. Gelegentlich sehen wir ein exzessives Wachstum sowohl oberflächlicher als auch tiefliegender Hämangiome (Abb. 14a,b), welches zu schnellstmöglicher diagnostischer Abklärung und zur umgehenden Einleitung einer geeigneten Therapie zwingt.

Zur Hämangiomanzahl:

Hämangiome treten meist vereinzelt auf, es können aber auch – ohne daß eine eigentliche Hämangiomatose vorliegt – Hämangiome gleichzeitig in größerer Zahl vorkommen.

Abb. 12
a Hämangiom im Alter von 3 Monaten;
b Verlaufskontrolle nach 2 Jahren: beginnende Rückbildung;
c Verlaufskontrolle nach 10 Jahren: komplette Rückbidung. Die verbleibende Narbe hat Form und Größe des Hämangioms zum Zeitpunkt seiner größten Ausdehnung

Abb. 13
Schlaffe Narbe nach völliger Rückbildung eines Hämangioms (operative Korrektur erforderlich!)

Abb. 14
a Neugeborenes mit leicht bläulicher Wangenverfärbung rechts;
b Verlaufskontrolle: exzessives Hämangiomwachstum mit 7 Monaten

KAPITEL 3 Klassifikation der Hämangiome im Kindesalter

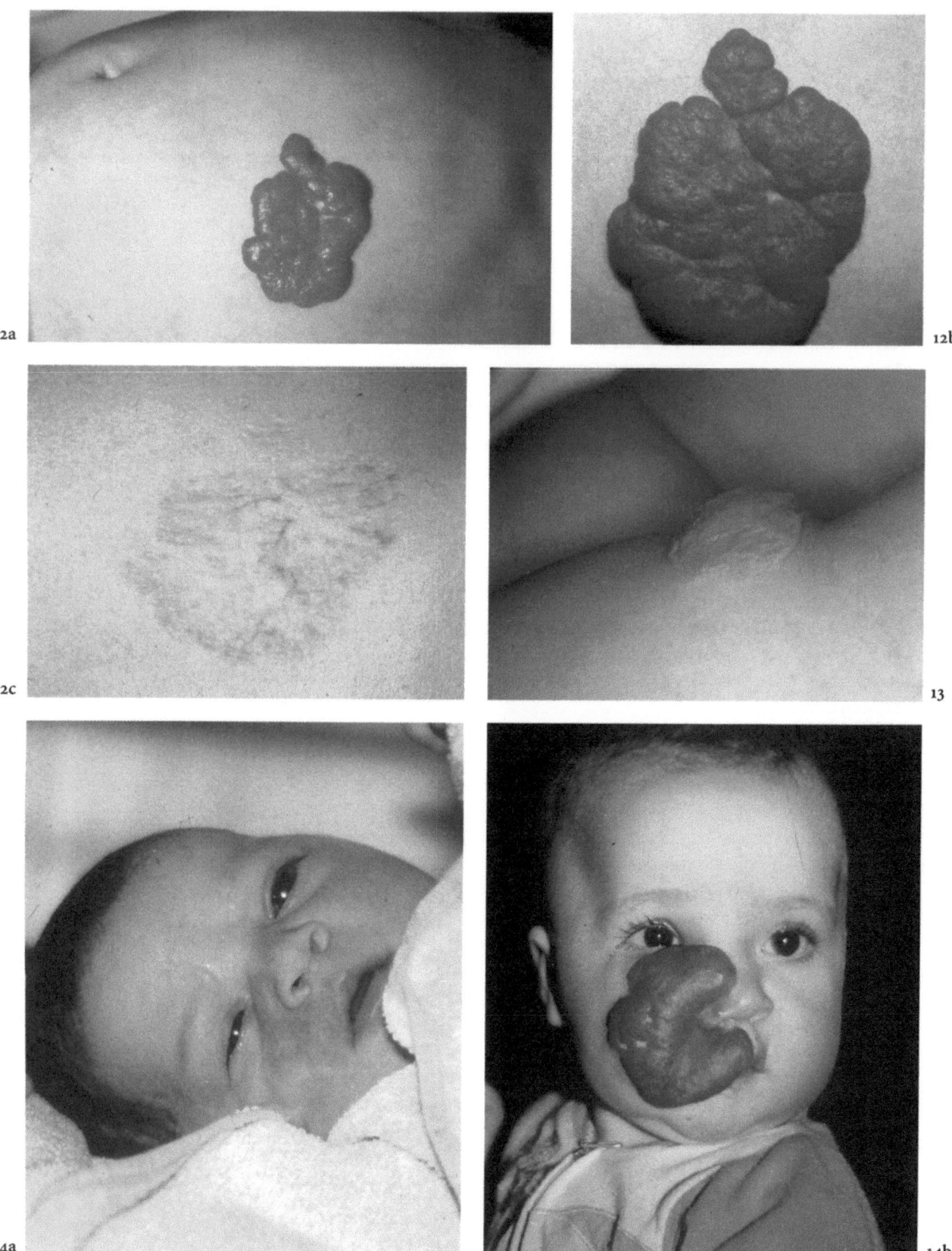

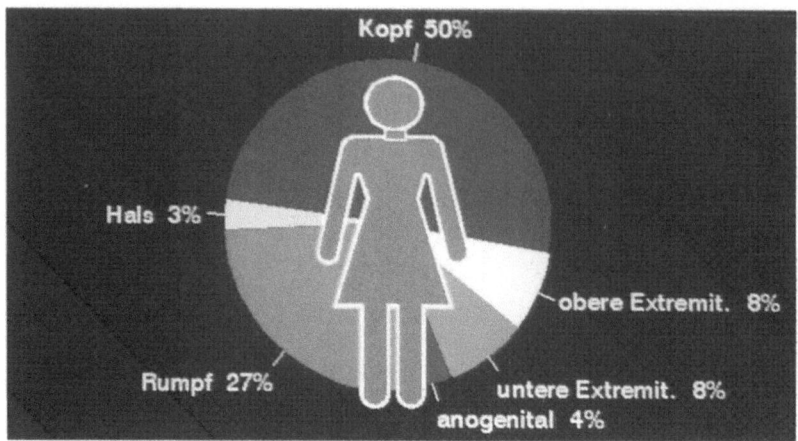

Abb. 15
Lokalisation von Hämangiomen:
Auswertung von 1029 Fällen der
städtischen Kinderklinik Heilbronn

Zur Lokalisation der klassischen lokalisierten Hämangiome:
Neben der Ausdehnung ist v. a. auch die Lokalisation der Hämangiome von großer Bedeutung für den Krankheitswert. Aus kosmetischen Gesichtspunkten sind v. a. Hämangiome im Gesichtsbereich besonders belastend für den Träger des Hämangioms, aber auch für dessen Angehörige.

Die Lokalisation von 1029 Hämangiomen, welche ich in den letzten 4 Jahren in der Kinderklinik Heilbronn gesehen habe, ergab folgende Verteilung: 50 % im Kopfbereich, 3% im Halsbereich, 27% im Bereich des Stamms, 4% im Anogenitalbereich, 8% im Bereich der oberen Extremitäten und 8% im Bereich der unteren Extremitäten (Abb. 15).

Zu Problemzonen:
Im Gesicht ergeben sich besonders problematische Bereiche. Dies sind

- der Augenbereich wegen der Gefahr einer funktionellen Erblindung bei längerdauernder Sichtbehinderung (Abb. 16);
- der Nasenbereich („Cyrano-Nase"; (Abb. 17) wegen der erheblich entstellenden Wirkung; (auch nach Rückbildung bleibt häufig eine Fetteinlagerung im Hämangiombereich zurück) (Abb. 18);
- der Lippenbereich wegen einer besonders schlechten Rückbildungstendenz (Abb. 19).
- Auch der Anogenitalbereich gehört wegen der erhöhten Gefährdung durch Ulzeration zu den Problemzonen.

Zu Hämangiomkomplikationen bei den lokalisierten „klassischen" Hämangiomen:

Ulzeration: Die häufigste Komplikation ist eine Ulzeration Besonders gefährdet durch Ulzerationen ist der Anogenitalbereich (Abb. 20).

Infektion: Bei Ulzerationen besteht immer die Gefahr einer sekundären bakteriellen Besiedlung. Aber auch ohne vorangehende Ulzeration kann es im Rahmen einer Allgemeininfektion zum Auftreten akut lebensgefährdender infektiöser Komplikationen kommen (Abb. 21a-c), welche mitunter einer Notoperation bedürfen.

Obstruktion: Obstruktionen können in seltenen Fällen durch direkte Einwirkungen des Hämangioms auf die Umgebung auftreten, z.B. bei tiefem Sitz durch Verdrängung oder Verschluß (z.B. Tracheal- und Bronchialbereich, Augenbereich).

Blutungen: Diese von den Eltern meist besonders befürchtete Komplikation ist erstaunlich selten und praktisch nie lebensbedrohlich.

Disseminierte intravaskuläre Gerinnung: Nach ENJOLRAS (7) gibt es bei den „klassischen Hämangiomen" keine Verbrauchskoagulopathie. Gefürchtete ist die Verbrauchskoagulopathie beim KASABACH-MERRITT-Syndrom. Dieses gehört aber nach neueren Erkenntnissen (7) nicht zu den „klassischen Hämangiomen" sondern zur Gruppe 4 der „sonstigen vaskulären Tumoren".

2. Systematisierte Hämangiome (Hämangiomatosen)

Zu 2.1 Benigne neonatale Hämangiomatose [23]:
Bei dieser Form ist nur die Haut betroffen. Diese Form sollte wegen ihrer guten Prognose von den eigentlichen Hämangiomatosen abgegrenzt werden. Die zahlreichen oberflächlichen Angiome zeigen eine gute Spontanrückbildungstendenz. Eine Therapie ist in der Regel nicht erforderlich.

Zu 2.2 Disseminierte Hämangiomatosen der Haut mit viszeraler Beteiligung:
Hierbei findet sich – zusätzlich zu einem meist schon in der Neugeborenenperiode bestehendem Befall der Haut mit zahllosen 2 mm bis 2 cm großen rötlichen bis bläulichen, scharf begrenzten, erhabenen Hämangiomen – auch noch ein Befall innerer Organe, v. a. der Leber und des Gastrointestinaltrakts. Es wurden aber auch Hämangiome im Bereich des ZNS, der Augen, der Lunge und anderer Organsysteme beschrieben [9]. Je nach Ausdehnung der-

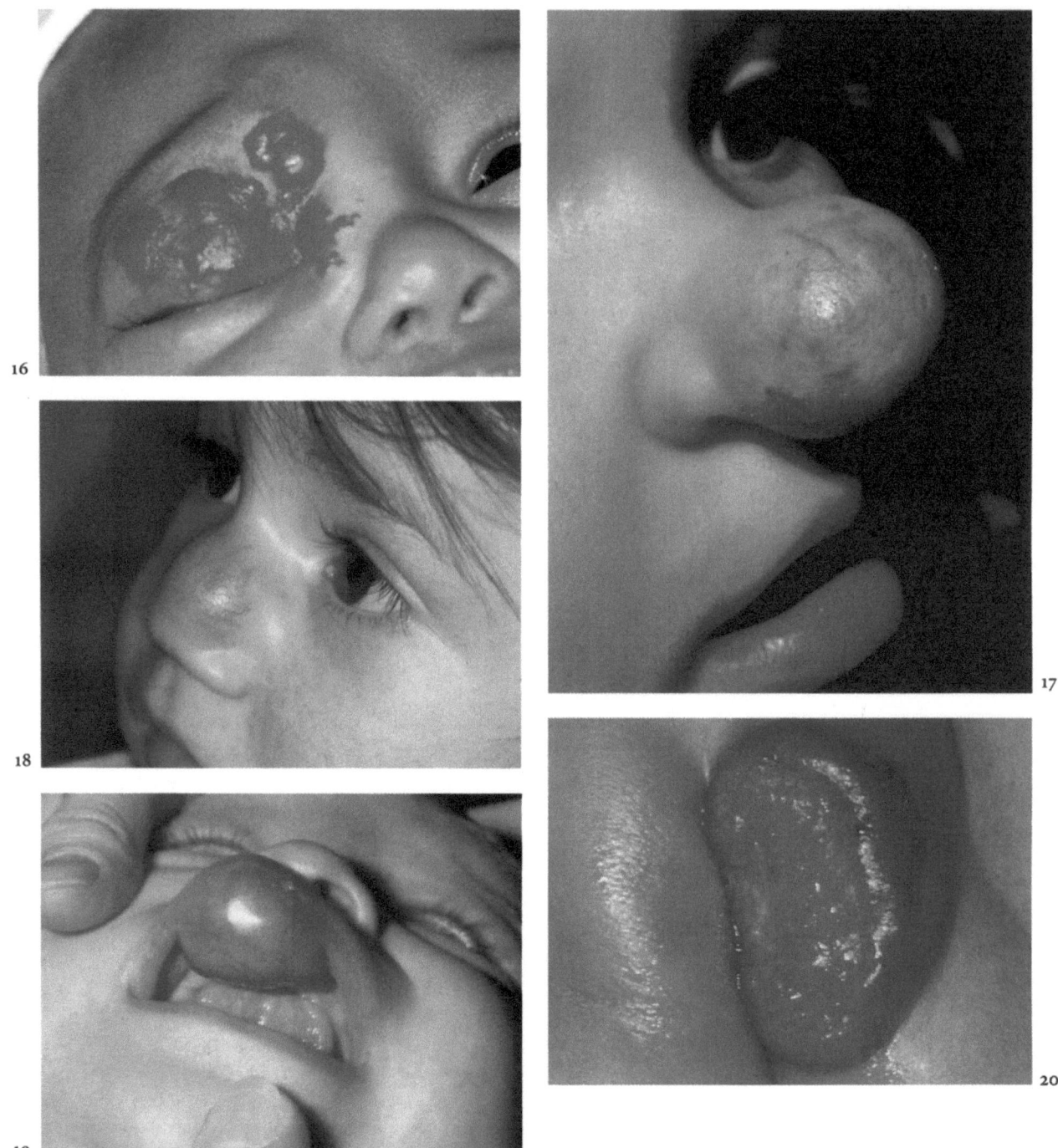

Abb. 16. Hämangiom im Augenbereich mit komplettem Verschluß des Auges (Erblindungsgefahr!)

Abb. 17. „Cyrano-Nase"

Abb. 18. Zustand nach Rückbildung bei „Cyrano-Nase": verbleibende Fetteinlagerung

Abb. 19. Lippenangiom ohne Rückbildungstendenz

Abb. 20. Ulzeriertes Angiom im Genitalbereich

KAPITEL 3 Klassifikation der Hämangiome im Kindesalter

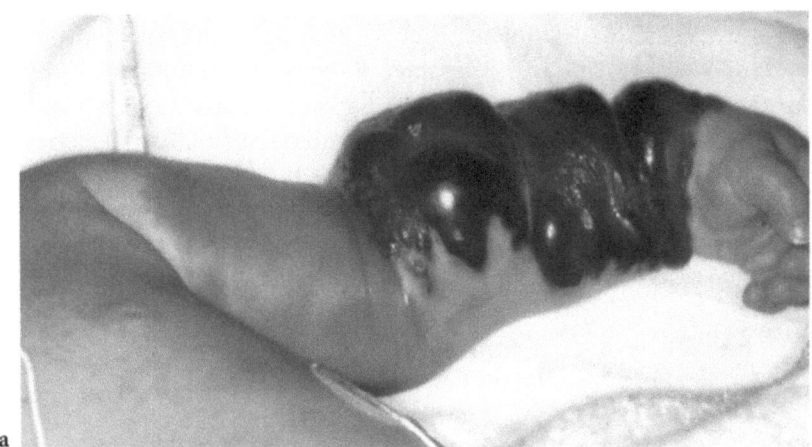

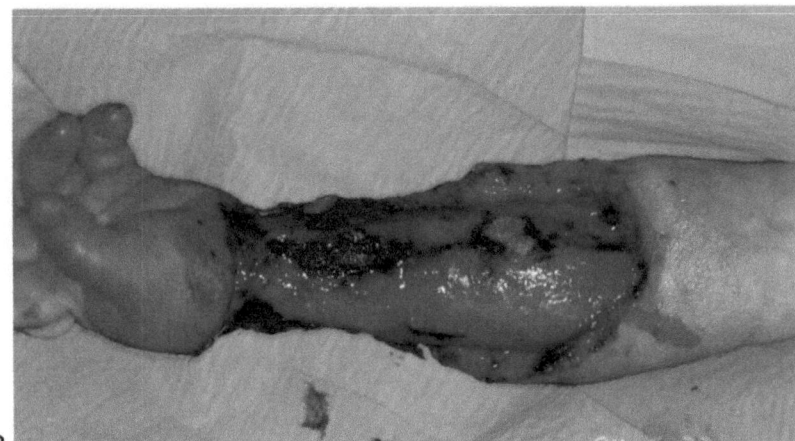

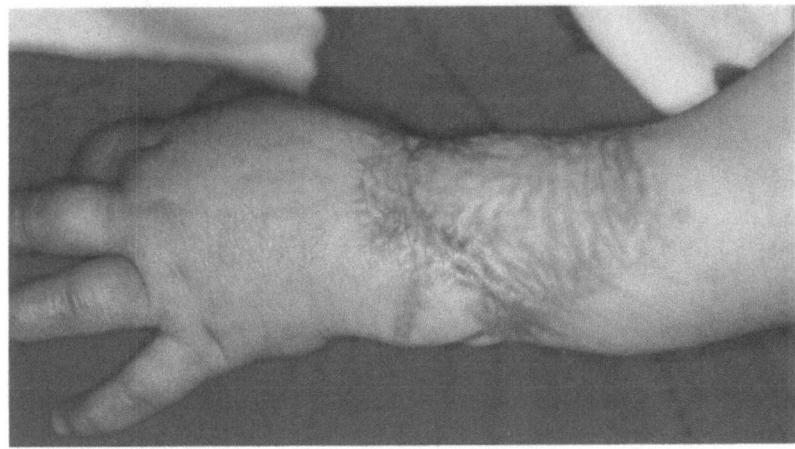

Abb. 21. a Durch Bakterientoxine ausgelöste nekrotisierende Fasziitis mit schwerster Schocksymptomatik bei oberflächlichem Angiom (Säugling, 3 1/2 Monate), ausgelöst durch A-Streptokokken (Infektion durch Vater); **b** Zustand nach Notoperation mit kompletter Exzision und nachfolgender Eigenhauttransplantation; **c** Kontrolle nach 10 Monaten: gutes funktionelles Ergebnis

artiger Organbeteiligungen ergeben sich sehr unterschiedliche Verlaufsformen mit u. U. massiver Kreislaufbelastung und entsprechend schlechter Prognose [6]. Es kann zu massiven Blutungen im Bereich des Magendarmtrakts und auch zu Obstruktionen kommen. Die Sterblichkeit wird mit 60-90 % angegeben. Einige Fälle sprechen auf eine hochdosierte Kortikosteroidtherapie an [11]. Auch über ein Ansprechen auf Alpha-2-Interferon wurde berichtet [10]. Diagnostik und Therapie sollte in spezialisierten Zentren erfolgen.

Es gibt auch disseminierte Hämangiomatosen mit viszeralem Befall ohne Beteiligung der Haut (eigene Beobachtung).

3. Hämangiom-Sonderformen

Zu 3.1 Ausgedehnte halbseitenbetonte Hämangiome im cranio-fazialen Bereich (8):
Die ausgedehnten halbseitenbetonten Hämangiome im cranio-fazialen Bereich (Abb. 22), welche auch mit einer viszeralen Beteiligung einhergehen können, stellen therapeutisch schwer angehbare Problemfälle dar. Im Frühstadium Behandlungsversuch mit gepulstem Farblaser, in fortgeschrittenen Fällen aber auch Einsatz von Corticoiden und/oder Alpha-2-Interferon.

Zu 3.2 Eruptive Angiome:
Eruptive Angiome (Abb. 23) sind im Kindesalter durchaus nicht selten. Sie sind meist im Gesicht lokalisiert, kommen in jeder Altersstufe vor und zeigen eine ausgeprägte Blutungstendenz. Pathogenetisch handelt es sich um Gefäßneubildungen, verursacht durch kleine Gefäßverletzungen, z.B. beim Kratzen. Spontanrückbildungen kommen vor, in der Regel ist aber eine Behandlung mittels Kürettage, Laser oder Kontaktkryochirurgie erforderlich.

Zu 3.3 „Tumorartige Hämangiome des Neugeborenen mit guter Spontanrückbildung":
Bei den nicht ganz so seltenen „tumorartigen Hämangiome des Neugeborenen mit beschleunigter Rückbildungstendenz" (3) ist das Wachstum bereits in utero zum Abschluß gekommen. Sie sind bei Geburt schon voll entwickelt oder zeigen bereits beginnende Rückbildungszeichen. Meist sind sie von einem charakteristischen weißen Rand umgeben.

Sie treten überwiegend in drei Erscheinungsformen auf:
3.3.1 Erhabene violette Tumoren mit erweiterten Venen (24a,b).
3.3.2 Erhabene, gräulich aussehende Tumoren mit multiplen kleinen Teleangiektasien (Abb.25a,b).
3.3.3 Flache infiltrative Tumoren mit violetter bedeckender Haut (Abb. 26a,b).

Die „tumorartigen Hämangiome des Neugeborenen mit guter Spontanrückbildung" bilden sich spontan meist bis zum Ende des 1. Lebensjahres weitgehend zurück unter Hinterlassung atrophischer Narben oder überschießender Haut.

Ich konnte in den letzten vier Jahren 7 derartige Fälle mit guter Spontanrückbildung im Verlaufe von 1-2 Jahren beobachten.

Sonstige angeborene vaskuläre Tumoren

Zu 4.1 KASABACH-MERRITT-Syndrom (Abb.27a,b):

Beim KASABACH-MERRITT-Syndrom handelt es sich nach neueren Erkenntnissen (7) nicht um ein echtes Hämangiom. Es ist ein andersartiger vaskulärer Tumor, welcher histologisch Ähnlichkeit hat entweder mit dem tufted Angiom oder mit dem kaposiformen Hämangioendotheliom. Auch lymphatische Malformationen (Lymphangioma od. Lymphangiomatosis) wurden histologisch beobachtet.

In keinem Fall fand sich das typische Bild eines klassischen, sich rückbildenden Hämangioms. Im Gegensatz zu den „klassischen Hämangiomen" besteht auch kein Überwiegen des weiblichen Geschlechts.

Für das KASABACH-MERRITT-Syndrom charakteristisch ist die Ausbildung einer u.U. lebensbedrohlichen Verbrauchskoagulopathie. Die Prognose ist ernst.

Therapeutisch kommen vor allem Behandlungsversuche mit systemischen Kortikosteroiden (21) und/oder Interferon alpha$_2$a (13) in Frage. Es wurde auch über erfolgreiche, notfallmäßig durchgeführte operative Eingriffe berichtet (19). Auch eine Bestrahlung war in einigen Fällen erfolgreich. Letztlich ist aber der Erfolg all dieser Maßnahmen unsicher. Zu bedenken ist auch, daß auch die „therapeutischen Maßnahmen" Todesfälle verursachen können. ENJOLAS (7) empfiehlt therapeutisch die Thrombozyten auf einem erträglichen Level zu halten, nicht aber zu versuchen sie unbedingt zu normalisieren.

Es kann auch noch nach Jahren zur allmählichen Rückbildung kommen.

Zu 4.2 Tufted Angiome (Angioblastom):

Die äußerst seltenen tufted Angiome (24), welche hauptsächlich im oberen Stammbereich und Halsbereich lokalisiert sind, können schon bei Geburt vorhanden sein oder entwickeln sich meist bis zum 5. Lebensjahr. Sie haben eine Tendenz sich langsam auszubreiten, ohne allerdings maligne zu entarten). Histologisch fanden sich beim KASABACH-MERRITT-Syndrom Strukturen die weitgehend mit dem tufted Angiom, identisch waren.

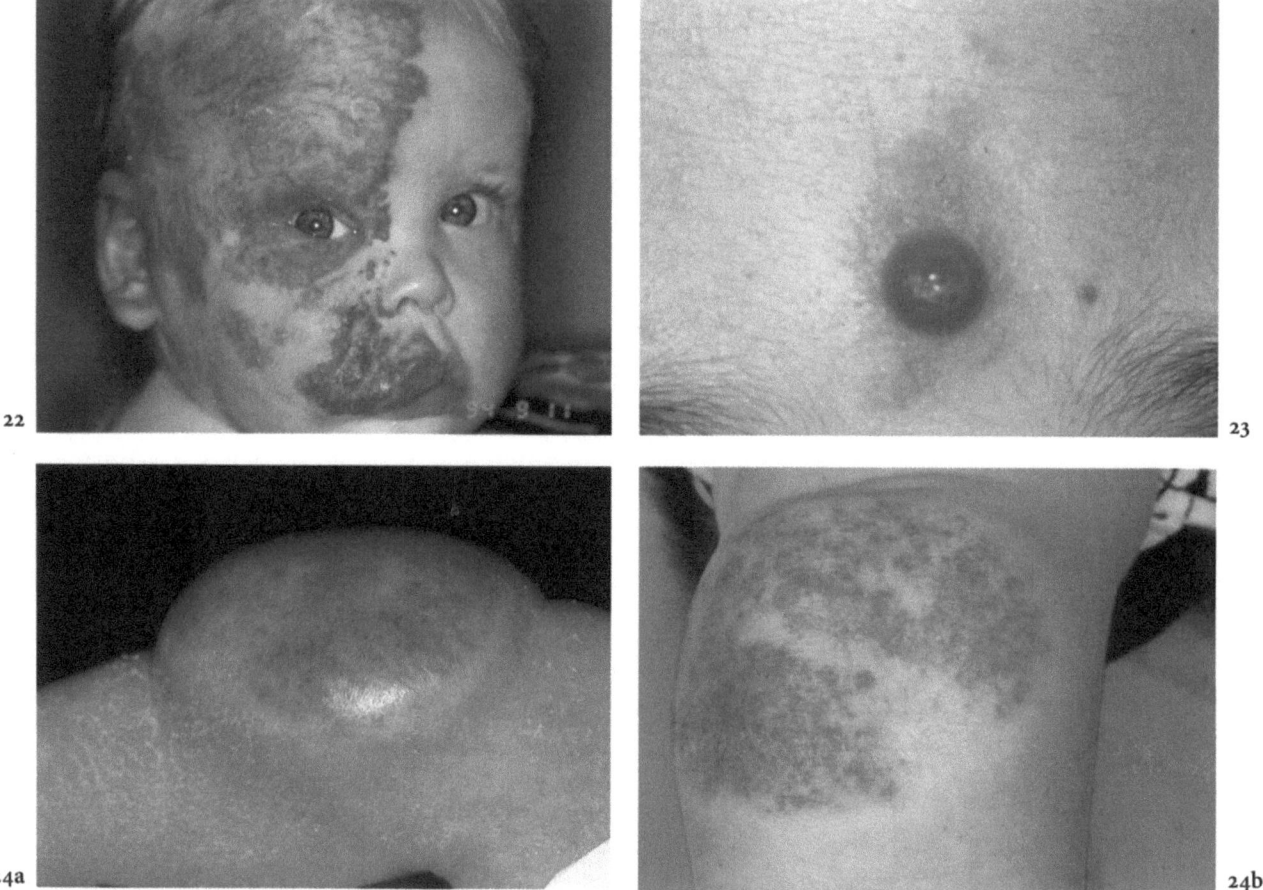

Abb. 22
Ausgedehnte halbseitenbetonte Hämangiome im kraniofazialen Bereich

Abb. 23
Eruptives Angiom, entstanden im Bereich eines Feuermals

Abb. 24a,b
Tumorartiges Hämangiom des Neugeborenen mit guter Spontanrückbildungstendenz: erhabener violetter Tumor mit erweiterten Venen a nach Geburt,
b Verlaufskontrolle nach 12 Monaten: weitgehende Spontanrückbildung

Zu 4.3 Hämangioperizytom (15):

Es handelt sich um selten vorkommende Tumoren im Bereich der Haut und der Muskulatur, welche an allen Körperregionen auftreten können. Sie gehen aus von glatter Muskulatur, welche die Wandung kleiner Blutgefäße umgibt. Die meist einzeln auftretenden derben Knoten welche eine Größe von mehreren cm erreichen können, treten häufig bereits in den ersten Lebensjahr auf, sie sind fleischfarben bis rötlich-braun.

Der Verlauf ist sehr unterschiedlich, er kann gutartig sein, jedoch wurden in 1/5 der Fälle auch maligne Entartungen beobachtet. Die oberflächlich gelegenen Tumoren sind meist im Verlauf gutartig. Histologisch ergibt sich eine weitgehende Ähnlichkeit mit Glomustumoren. Wegen der erhöhten Entartungsgefahr sollten Hämangioperizytome weiträumig operativ entfernt werden.

Zu 4.4 Kaposiformes Hämangioendotheliom (Spindelzell-Hämangioendotheliom) (14):

Das kaposiforme Hämangioendotheliom ist - obwohl invasiv - ein gutartiger vaskulärer Tumor. Klinisch und histologisch nimmt es

Kapitel 3 Klassifikation der Hämangiome im Kindesalter

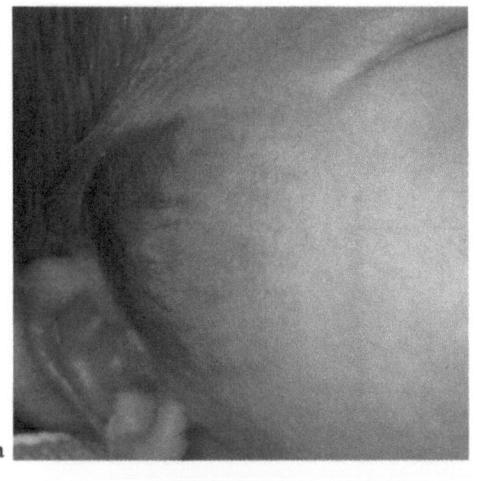
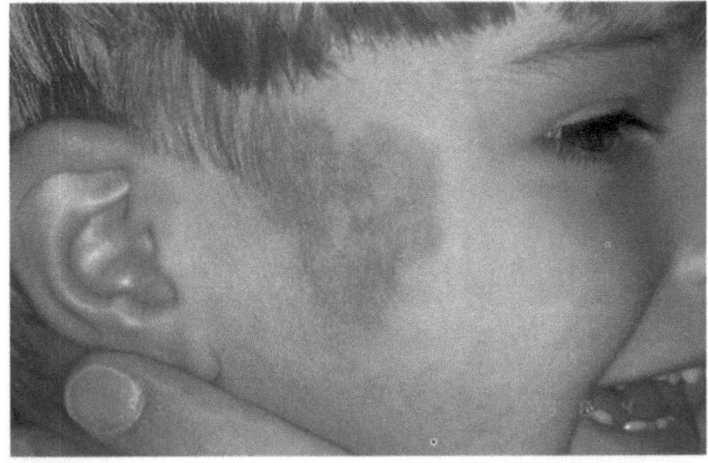
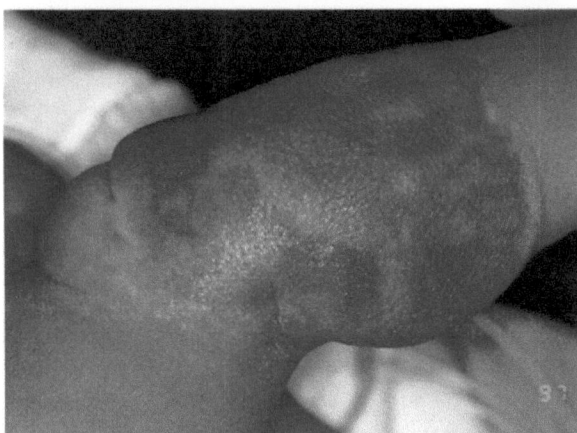
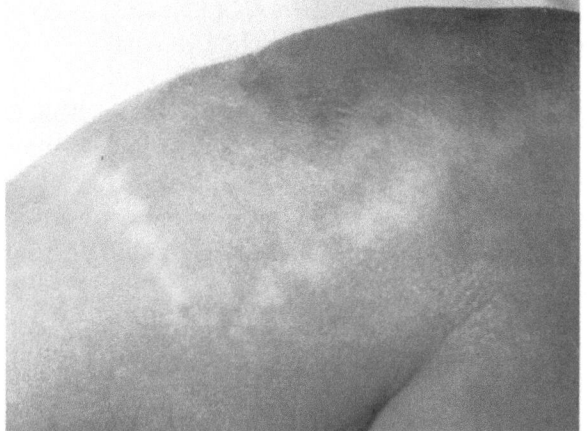

Abb 25a,b
Tumorartiges Hämangiom des Neugeborenen mit guter Spontanrückbildungstendenz: erhabener, gräulich aussehender Tumor mit multiplen kleinen Teleangiektasien.
a nach der Geburt,
b Verlaufskontrolle nach 2 Jahren: völlige Spontanrückbildung

Abb. 26a,b
Tumorartiges Hämangiom des Neugeborenen mit guter Spontanrückbildungstendenz: erhabener, gräulich aussehender Tumor mit multiplen kleinen Teleangiektasien a nach der Geburt; b Verlaufskontrolle nach 3 Monaten: weitgehende Spontanrückbildung

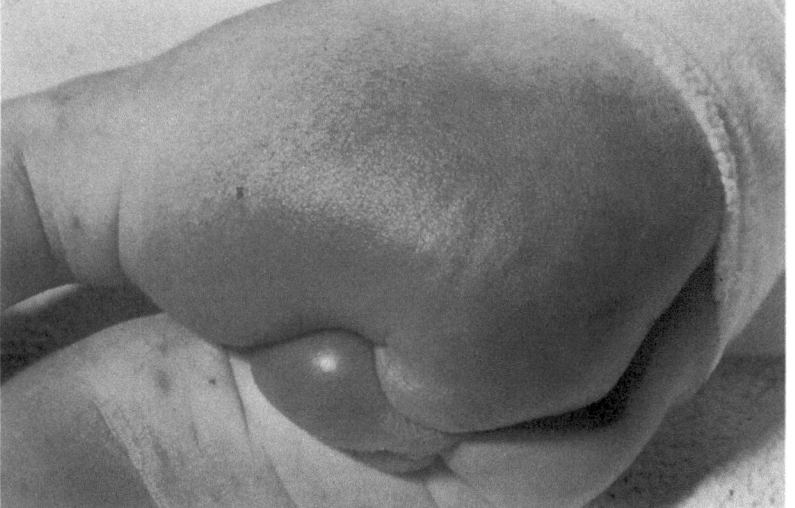

Abb. 27
KASABACH-MERRITT-Syndrom

eine Mittelstellung zwischen Hämangiom und Hämangiosarkom ein. Die rotbraunen bis blauvioletten Hauterscheinungen in Form derber Plaques oder Knoten mit Ecchymosen, Nekrosen und Ulzerationen sind meist am Stamm lokalisiert. Nach neueren Erkenntnissen besteht - wie beim tufted Angiom - eine enge Beziehung zum KASABACH-MERRITT-Syndrom (8).

Differentialdiagnose „hämangiom-ähnliche" Gefäßmalformationen

Bei einer Reihe von bisher als „Sonderformen" von Hämagiomen eingestuften Gefäßanomalien handelt es sich nach neuesten Erkenntnissen nicht um Hämangiome sondern um Gefäßfehlbildungen. Aus didaktischen Gründen sollen sie dennoch im Rahmen dieses Beitrags besprochen werden.

Zu 1 Blue Rubber Bleb Naevus Syndrom (Abb. 28):
Es handelt sich beim blue-rubber-bleb-Naevus Syndrom um eine seltene Gefäßmalformation (mit Ähnlichkeit zu tiefliegenden Hämangiomen), welche bei Geburt schon vorhanden ist. Charakteristischerweise finden sich schwarz-bläuliche komprimierbare Vorwölbungen. Falls eine Therapie erforderlich ist, kommt nur eine chirurgische Exzission in Frage.

Zu 2 GORHAM-STOUT-Syndrom (Abb. 29):
Beim GORHAM-STOUT-Syndrom („disappearing bone disease")(12), handelt es sich um eine sehr seltene Gefäßmalformation des frühen Kindesalters. Es kommt dabei zur Entwicklung von hämangiomähnlichen Gefäßerweiterungen im Bereich des Skelettsystems mit einer Osteolyse im betroffenen Skelettbereich. Es kann zum Auftreten lebensbedrohlicher Blutungen kommen. Eine wirksame Therapie ist nicht bekannt.

Zu 3 Angiokeratome:
Angiokeratome sind Gefäßfehlbildungen oberflächlicher Gefäße mit einer sekundären Entwicklung proliferativer Hautveränderungen. Es gibt zahlreiche pathogenetisch und prognostisch unterschiedliche Formen. Angiokeratome können einzeln (Abb. 30) oder multiple (Abb. 31) auftreten. Es kommt nicht zur Spontanrückbildung.

Zu 4 Verruköse Hämangiome:
Die Abgrenzung verruköser Hämangiome (Abb. 32) von Angiokeratomen ist in der Regel nur histologisch möglich. Charakteristisch ist eine Erweiterung oberflächlicher Gefäße mit Ausbildung einer Hyperkeratose im Bereich der bedeckenden Haut.

KAPITEL 3   Klassifikation der Hämangiome im Kindesalter

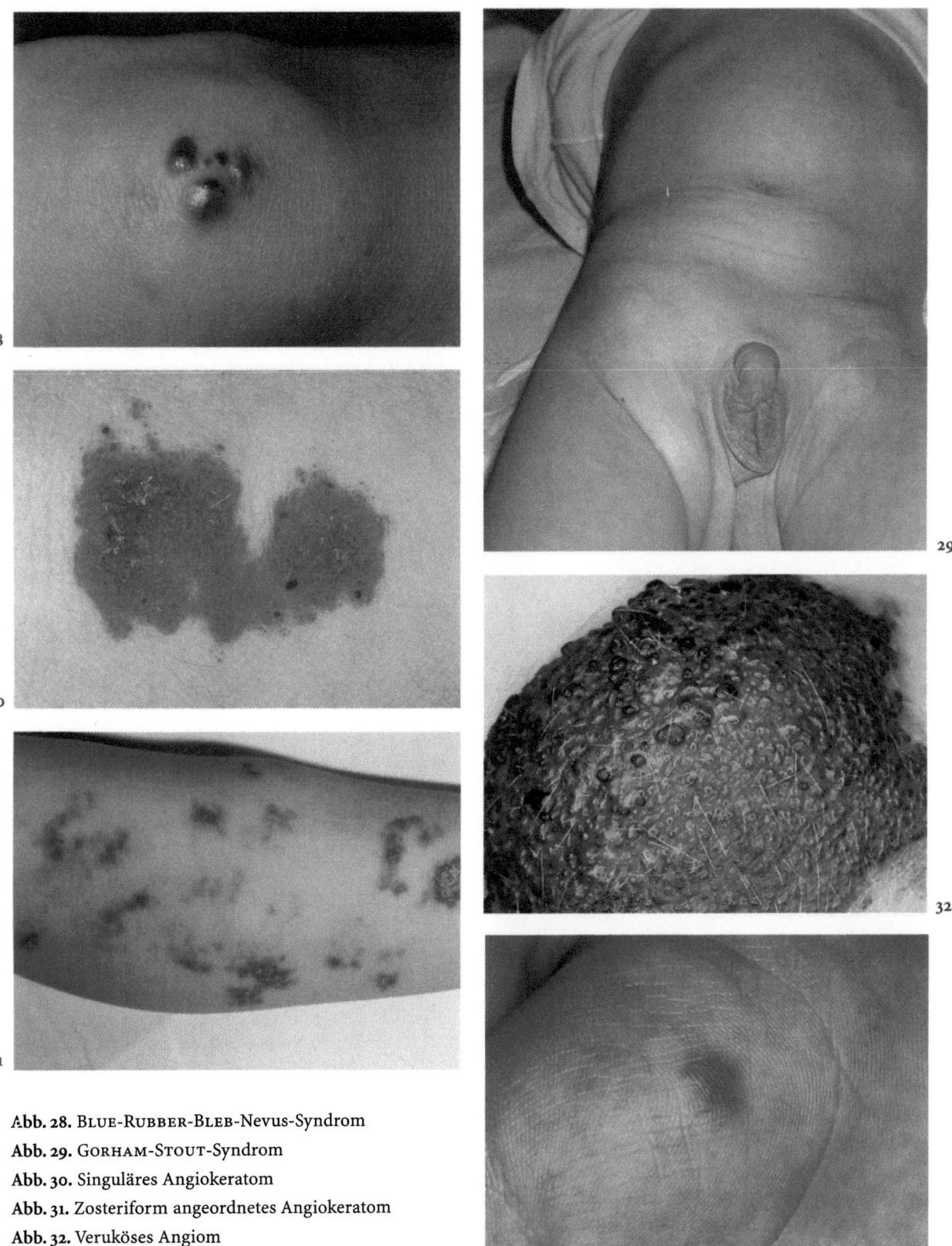

Abb. 28. BLUE-RUBBER-BLEB-Nevus-Syndrom
Abb. 29. GORHAM-STOUT-Syndrom
Abb. 30. Singuläres Angiokeratom
Abb. 31. Zosteriform angeordnetes Angiokeratom
Abb. 32. Veruköses Angiom
Abb. 33. Singuläres Glomangiom

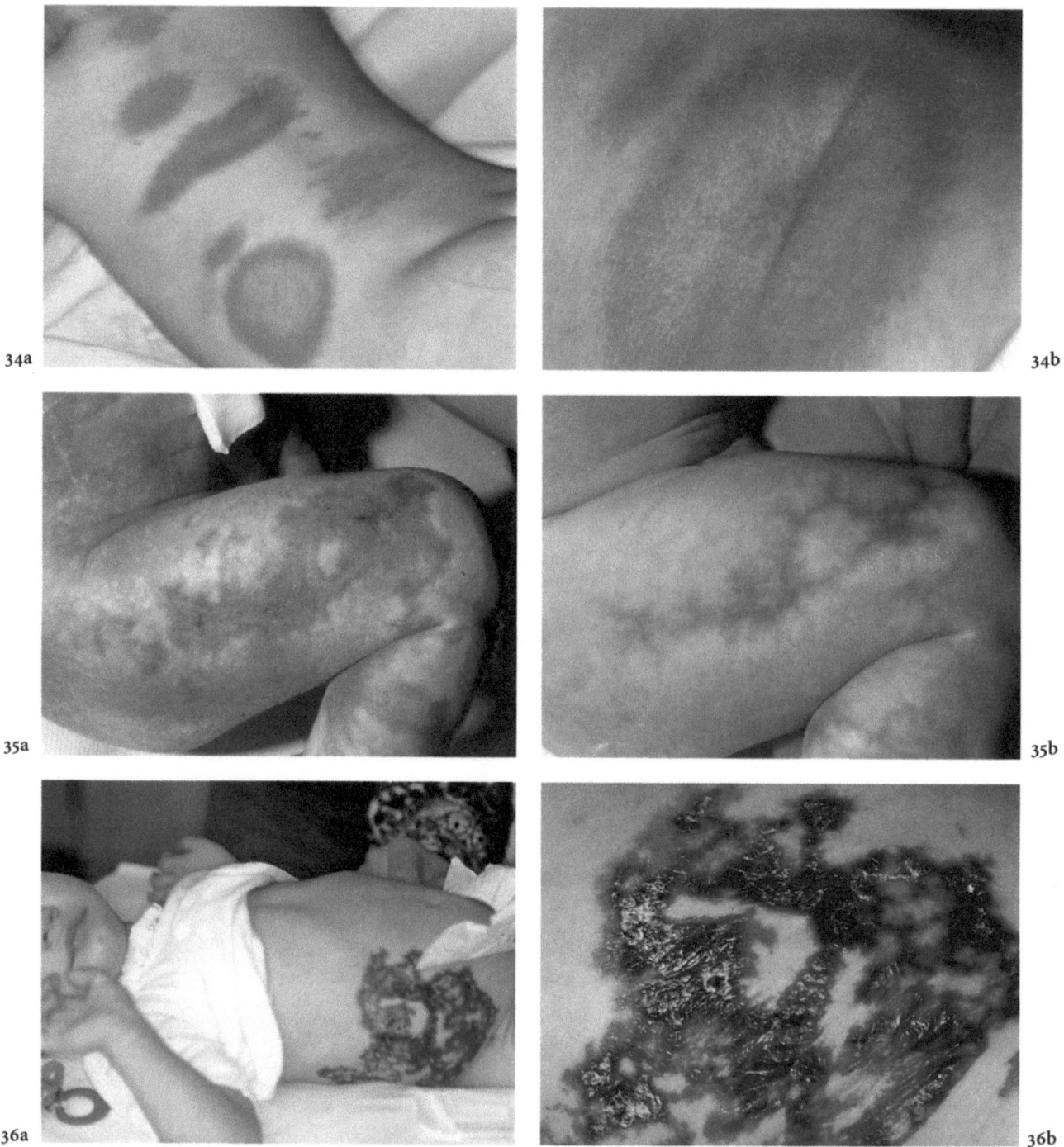

Zu 5 Glomangiome:

Glomangiome sind gutartige Neubildungen, die aus Glomuszellen entstehen. Sie kommen isoliert (Abb. 33) oder multipel vor.

Eine Sonderform ist der „congenital multiple plaquelike glomus tumor", der erstmals von Landthaler [16] beschrieben wurde. Ich hatte kürzlich Gelegenheit, einen eigenen Fall zu diagnostizieren (Abb. 34 a,b).

Abb. 34. a „Multiple plaque-like" Glomangiom, b Detail
Abb. 35. a Cutis marmorata teleangiectatica congenita (isoliert) bei einem Neugeborenen; b Verlaufskontrolle nach 9 Wochen
Abb. 36. a Cutis marmorata teleangiectica congenita mit Katarakt und partie Bauchdeckenaplasie bei einem 1,3 Jahre alten Mädchen; b Detail

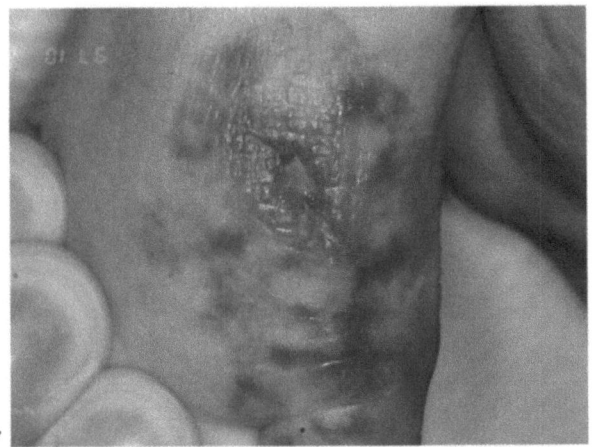

Abb. 37
Cutis marmorata teleangiectatica congenita mit Nekrosebildung am Fußrücken bei einem Neugeborenen

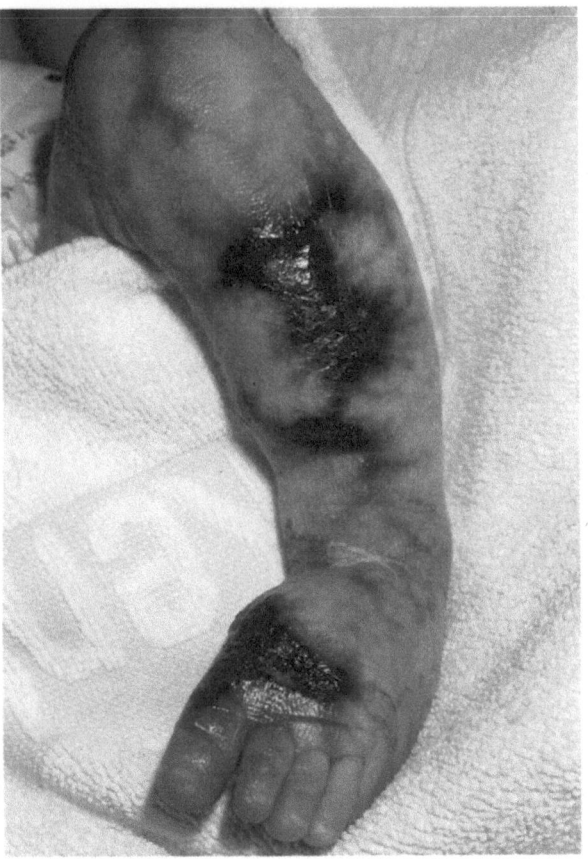
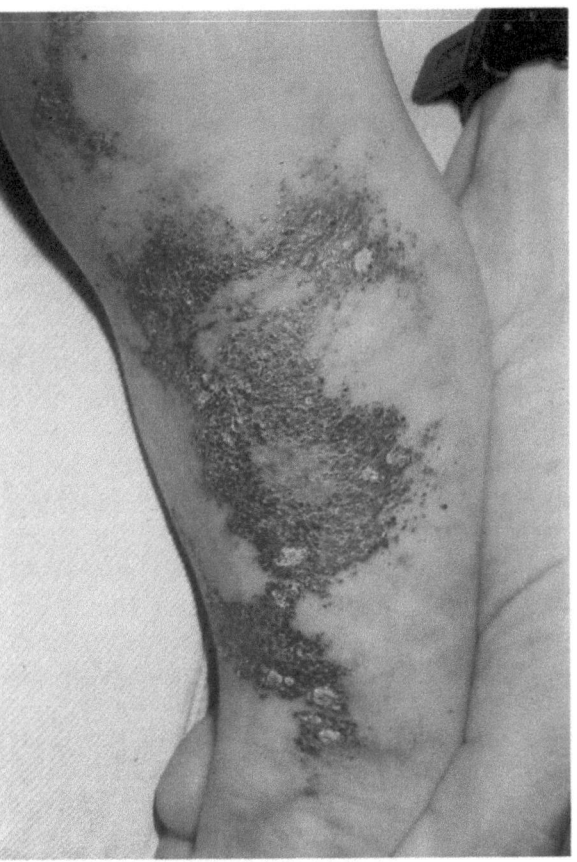

Abb. 38a,b
Cutis marmorata teleangiectatica congenita mit Nekrosebildung und nachfolgender Verhornungsstörung
a beim Neugeborenen,
b im Alter von 9 Monaten

Zu 6 Cutis marmorata teleangiectatica congenita:

Bei der Cutis marmorata teleangiectatica congenita (3,17) handelt es sich um eine seltene angeborene Gefäßfehlbildung, welche gekennzeichnet ist durch umschriebene netzförmige lividrote Gefäßveränderungen mit Teleankiektasien und Phlebektasien (Abb.35 a,b). Die Erkrankung kann isoliert oder in Kombination mit weiteren Anomalien (Muskel- und Knochenatrophie,Catarract und andere Fehlbildungen (Abb. 36 a,b) vorkommen. Auch Nekrosebildungen (Abb. 37) und Verhornungsstörungen (Abb. 38a,b) wurden beobachtet (eigene Beobachtung).

Diagnostik und Therapie der „klassischen" Hämangiome

Zur Diagnostik der lokalisierten „klassischen" Hämangiome:

Kleinere oberflächliche Hämangiome lassen sich vom Erfahrenen in der Regel mittels Blickdiagnostik beurteilen. Eine zusätzliche apparative Untersuchung ist meist nicht erforderlich.

Ausgedehnte und v. a. tiefliegende Hämangiome und Mischformen – aber auch Hämangiome im Bereich von „Problemzonen" – sollten zusätzlich durch Sonographie, Kernspinuntersuchungen und/oder Dopplersonographie weiter abgeklärt werden. Ist eine Embolisation mit nachfolgender Operation geplant, wird meist auch eine Angiographie erforderlich.

Wichtig erscheint mir der Hinweis, daß die Auswahl der optimalen Therapie oft erst nach einer exakten Diagnostik mittels Farbdoppler, Sonographie und/oder NMR möglich ist.

Zur Therapie der lokalisierten „klassischen" Hämangiome:

Durch Initiative des „Heilbronner Arbeitskreises Hämangiom-Therapie 1991[1]" hat sich die Einstellung zur Therapie von Hämangiomen in den letzten Jahren grundsätzlich geändert.

Die bisherige Lehrbuchmeinung, eine Therapie bei Hämangiomen des Kindesalters sei nicht erforderlich, da Hämangiome sich spontan zurückbilden, ist in dieser Form nicht mehr haltbar. An ihre Stelle tritt die Forderung nach einer konsequenten Frühtherapie aller Hämangiome im Kindesalter, welche sich in kosmetisch kritischen Bereichen („kosmetischer Notfall"), im Bereich von Problemzonen oder in ulzerationsgefährdeten Bereichen (anogenital) befinden. Aber auch Hämangiome in anderen Bereichen sollten bei raschem Wachstum möglichst frühzeitig einer geeigneten Therapie zugeführt werden (Abb. 40).

Zur Therapie-Wahl bei oberflächlichen „klassischen" Hämangiomen:

Die Wahl der Therapie ist letztlich abhängig von der Art des Hämangioms.

---

[1] Mitglieder der Arbeitsgruppe waren 1991: Prof. Dr. med. Berlien, Leiter Fachgebiet Lasermedizin, Klinikum Steglitz der FU Berlin; Prof. Dr. med. Cremer, Chefarzt der Kinderklinik des Städt. Krankenhauses Heilbronn; Prof. Dr. med. Djawari, Chefarzt der Hautklinik des Städt. Krankenhauses Heilbronn.; Prof. Dr. med. Grantzow, Funktionsbereich Plastische Chirurgie, Kinderchirurg. Klinik im Von Hauner'schen Kinderspital, München; Priv.-Doz. Dr. med. Gubisch, Chefarzt der Plast.-Chirurg. Abt. Marien-Hospital, Stuttgart (Abb. 39).

Für die Behandlung oberflächlicher Hämangiome stehen heute weitgehend nebenwirkungsfreie Therapiemethoden zur Verfügung, auf deren frühzeitigen Einsatz nicht mehr verzichtet werden sollte. Aufgrund eigener Erfahrungen (5) eignet sich die Kontakt-Kryochirurgie hervorragend vor allem für die Behandlung der Untergruppe der „oberflächlichen einzelstehenden erhabenen Hämangiome mit regel-mäßiger Begrenzung". Diese Gruppe repräsentiert nach eigenen Untersuchungen ca. 85% aller Hämangiome des Kindesalters.

Bei der Kontakt-Kryochirurgie wird ein Metallstab, welcher in flüssigem Stickstoff auf -195°C abgekühlt ist, für ca. 10 Sekunden mit leichtem Druck auf das Hämangiom aufgesetzt. Es kommt dabei zu einer Eiskristallbildung im Bereich der flüssigkeitsreichen Gefäßendothelien, welche zu einer Zerstörung dieser Zellen führt. Die flüssigkeitsärmeren Keratinozyten werden dagegen nicht geschädigt, so daß es in aller Regel nicht zu einer Narbenbildung kommt.

Prinzipiell lassen sich ähnlich gute Ergebnisse mit der Lasertherapie erzielen. Die Auswahl des Lasertyps richtet sich dabei nach Größe und Ausdehnung des Hämangioms. Großflächige oberflächliche Hämangiome eignen sich besonders für eine Behandlung mit dem gepulsten Farblaser (infolge begrenzter Eindringtiefe keine Narbenbildung).

Neuerdings wird auch über gute Behandlungsergebnisse mit dem Photoderm berichtet (2).

Zur Therapiewahl bei tiefliegenden und gemischten Hämangiomen:

Für tiefliegende und gemischte Hämangiome kommt neben der interlaisionalen Lasertherapie auch eine Spickung mit Magnesiumdraht und/oder eine Embolisation in Kombination mit einer kosmetisch-chirurgischen Behandlung in Betracht. Diese Behandlungsformen bedürfen jedoch großer Erfahrung und sollte entsprechenden Zentren vorbehalten bleiben.

Die kosmetische Chirurgie kommt vor allem auch für Narbenkorrekturen in Frage.

Zum Therapiezeitpunkt:

Da Hämangiome meist erst nach der Geburt entstehen, sind sie logischerweise in der Frühphase noch sehr klein. Diese Frühphase ist der optimale Therapiezeitpunkt (Abb. 41):

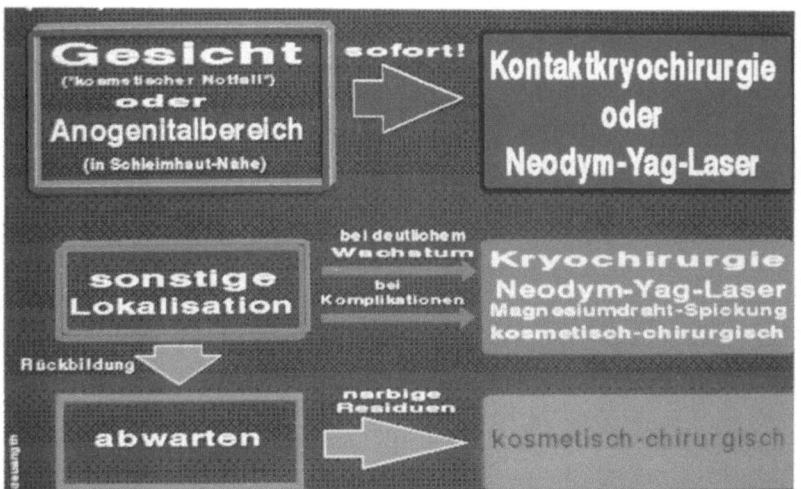

Abb. 39
Richtlinien zur Hämangiomtherapie
(Empfehlung des
„Heilbronner Arbeitskreises
Hämangiomtherapie")

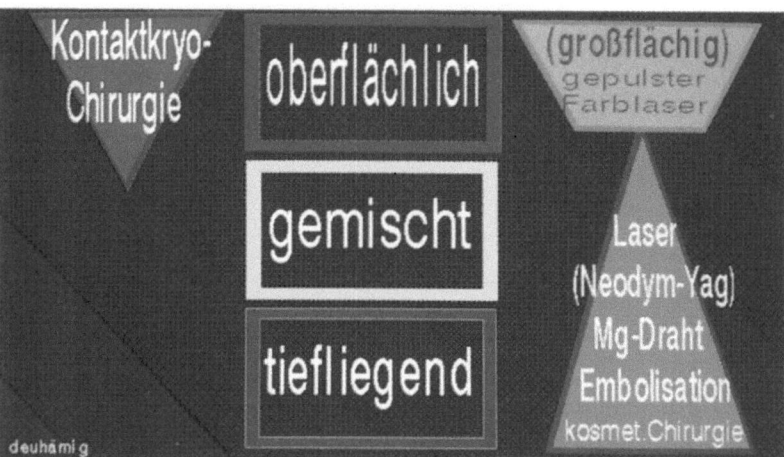

Abb. 40
Differentialtherapie der
Hämangiome

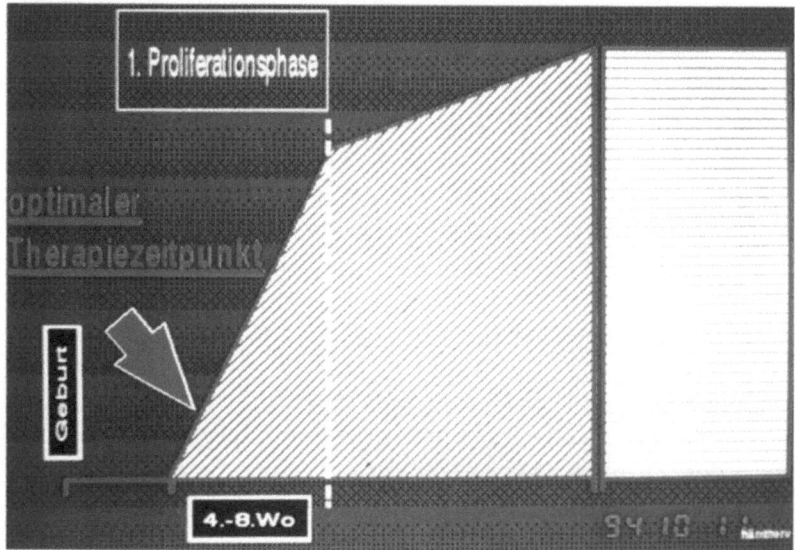

Abb. 41
Optimaler Therapiezeitpunkt
oberflächlicher Hämangiome

KAPITEL 3 Klassifikation der Hämangiome im Kindesalter

Erfassungsbogen zur Dokumentation von Gefäßanomalien im frühen Kindesalter (H.J.Cremer)
(lokalisierte "klassische" Hämangiome / Hämangiomatosen / Hämangiom-Sonderformen / sonstige vaskuläre Tumoren)

Name:........................... behandelnder Arzt:.......................... Patienten-Nr.: ☐☐☐☐☐☐☐
Vorname:........................ Erstvorstellung am::................. Diagnose-Codierung: ☐☐☐☐☐☐☐
Geburtsdatum:............... Wohnort:............... (Postleitzahl): Identifikationsnr. ☐☐☐☐☐☐☐
Straße:............................ Hausnr:....... Krankenversicherung: ....

ANAMNESE:	(wenn unterschiedliche Hämangiomformen vorliegen, bitte für jedes einen eigenen Bogen anlegen und mit einer Identifikations-Nummer versehen) *(hämerde8.doc)*
Wann erstmals beobachtet?	☐ bei Geburt ☐ 1.Woche ☐ 2.Wo ☐ 3. Wo ☐ 4. Wo ☐...............Wo
Aussehen bei Erstmanifestation?	☐ "weißes Hämangiom" ("Häm.Vorläufer") ☐ kleiner Fleck ☐ausgedehnt ☐ flach ☐ erhaben ☐ tiefliegend ☐ ektatisch ☐ "tumorartig" ☐ sonst:.................................
wie sieht es jetzt aus?	☐ flach ☐ leicht erhaben ☐ stark erhaben

Klassifizierung:

1 lokalisiertes "klassisches" Hämangiom:
1.1. ☐ oberflächlich
 ☐ 1.1.1 Hämangiom Vorläufer ("weißes Hämangiom") ☐ 1.1.2 unregelmäßig begrenzt, flächig, diffus gerötet
 ☐ 1.1.3 in Gruppen angeordnete Hämangiompapeln ☐ 1.1.4 teleangiekt. Form (mit oder ohne weißen Ring)
 ☐ 1.1.5 regelmäßig begrenztes erhabenes Hämangiom (mit Abstand häufigste Form!)
1.2. ☐ tiefliegendes Hämangiom 1.3. ☐ gemischtes Hämangiom

A) Wachstumsphase?	☐ 1. proliferativ ☐ 1.1 langsam ☐ 1.2 rasch ☐ 1.3 exzessiv wachsend ☐ 2. stationär ☐ 3. Regressionsphase ☐ 3.1 Rückbildung komplett. ☐ 3.1.1 ohne Narbenbild. ☐ 3.1.2 mit geringer Narbenbild. ☐ 3.1.3 mit ausgeprägter Narbenbild. ☐ 3.2 Rückbildung inkomplett ☐ 3.3 keine Rückbildung.
B) Größe	☐ 1. klein (< 1 cm²) ☐ 2. mittel (1-5 cm²) ☐ 3. groß (> 5 cm²) oberfl.Anteil:..../....cm Tiefer Anteil;..../....cm betroffene Fläche: ca........cm²
C) Hämangiomanzahl?	☐ 1 einzeln ☐ 2a. mehrere (=/<10)1/2/3/4/5/6/7/8/9/10 ☐ 2b. mehrere (> 10)
D) Lokalisation: (in ein Körperschema eintragen)	☐1.Kopf (☐ Gesicht ☐ Haarbereich) (☐ frontal ☐ parietal ☐ temporal ☐ occipital) (re / li/) ☐*Problemzone Kopf:* ☐*Auge* ☐*Nase* ☐*Lippen* ☐*Mund (+Mundschleimhaut)* ☐ 2. Nacken (☐rechts ☐/links /☐ventral/☐dorsal) ☐ 3. Stamm & Gesäß (☐Thorax / ☐Abdomen) (☐rechts ☐/links / ☐ventral/☐dorsal) ☐ *Problemzone Stamm:* ☐*Analbereich* ☐*Genitalbereich (☐ kleine Labien / ☐ große Labien* ☐ 4. obere Extr: ☐Arm ☐Schulter ☐ Hand (Finger 1/2/3/4/5) (☐rechts ☐/links /☐ventral/☐dorsal) ☐ 5. untere Extr: ☐Bein ☐ Hüfte ☐ Füße (Zehen 1/2/3/4/5) (☐rechts ☐/links /☐ventral/☐dorsal)
E) Komplikationen:	☐ 1. Ulzeration ☐ 2. Infektion ☐ 3. Obstruktion ☐ 4. Blutung

2 systematisierte Hämangiome (Hämangiomatosen):
☐ 2.1 benigne neonatale Hämangiomat. ☐ 2.2 disseminierte Hämangiomat. (☐2.2.1 viszeral+Haut / ☐2.2.2 nur viszeral)

3 Hämangiom - Sonderformen:
☐ 3.1 ausgedehntes Hämangiom im craniofacialen Bereich (☐ mit / ☐ ohne zusätzliche viszerale Beteiligung)
☐ 3.2 "tumorartiges" Hämangiom des Neugeborenen mit rascher Spontanrückbildung ☐ 3.3 eruptives Angiom

4 sonstige angeborene vaskuläre Tumoren
☐ 4.1 Kasabach-Merritt-Syndrom ☐ 4.2 tufted Angiom ☐ 4.3 Hemangiopericytom
☐ 4.4 kaposiformes Hämangioendotheliom ☐ 4.5 sonstige:...

Therapie und Therapieregebnis:

welche Therapie wurde empfohlen? wann?...... /durch wen?.......... Photodokumentation? (☐ja / ☐nein)	☐ keine Therapie erforderlich ☐ noch zuwarten ☐ Exzission ☐ Kontaktkryochirurgie ☐ kosmetisch-chirurgisch ☐ Embolisation ☐ Laser (☐ Neodyn-Yag ☐ gepulster Farblaser ☐sonstiges..............................) ☐ systemische Therapie (☐Corticosteroide ☐ alpha-2-Interferon ☐beides ☐...............
welche Therapie erfolgte? wann?........durch wen?.......... wann?........durch wen?.......... wann?........durch wen?..........	☐ Kontaktkryochirurgie : (☐Metallstab ☐ Spray) (bitte Einwirkzeit in Sekunden angeben) (1.Behandlung:.........Sek./ 2.Behandlung:..........Sek./ 3.Behandlung:.......Sek./) ☐ Laser (☐ Neodyn-Yag Laser ☐ gepulster Farblaser ☐ sonstiges: ....) ☐ systemische Therapie (☐Corticosteroide ☐ alpha-2-Interferon ☐beides ☐...............
Kontrolluntersuchungen: wann?..........Photo? (☐ja/☐nein) wann?......... Photo? (☐ja/☐nein) wann?..........Photo? (☐ja/☐nein)	**Ergebnis:** ☐Spontanrückbildung ☐als Folge / ☐ trotz Therapie ist das Hämangiom: ☐progressiv ☐stationär ☐ regressiv (☐beginnend ☐weitgehend vollkommen) (☐ohne Narbenbildung ☐mit geringer Narbenbildung ☐mit ausgeprägter Narbenbildung ☐progressiv ☐stationär ☐ regressiv (☐beginnend ☐weitgehend vollkommen) (☐ohne Narbenbildung ☐mit geringer Narbenbildung ☐mit ausgeprägter Narbenbildung ☐progressiv ☐stationär ☐ regressiv (☐beginnend ☐weitgehend vollkommen) (☐ohne Narbenbildung ☐mit geringer Narbenbildung ☐mit ausgeprägter Narbenbildung

Literatur

1. Amir J, Krikler R, Metzker A et al. (1986) Strawberry hemangioma in preterm infants. Pediatr Dermatol 3: 331-2
2. Bahmer F.A.(1997) Laser in der Dermatologie. Aktuelle Dermatologie 23:241-247
3. Boon LM, Enjolras O, Mulliken JB (1996) Congenital hemangioma:evidence of accelerated Involution. J Pediatrics 128: 329-335
4. Cremer H (1982) Cutis marmoratateleangiectatica congenita. Hautarzt 33:40
5. Cremer H, Djawari D (1994) Frühtherapie der kutanen Hämangiome mit der Kontaktkryochirurgie. Pädiat Praxis 47: 633-650
6. Enjolras O, Riche MC, Merland JJ, Escandej P (1990) Management of Alarming Hemangiomas in Infancy: A Review of 25 Cases. Pediatrics 85 (4): 491-498
7. Enjolras O, Wassef M, Mazoyer E, Frieden IJ, Rieu PN, Drouet LD, Taieb A, Stalder JF, and Escande JP (1997) Infants with KMS do not have „true" hemangiomas. The Journal of Pediatrics Vol. 130, Nr 4: 631-640
8. Enjolras O, Gelbert F (1997) Superficial Hemangiomas: Associations and Management. Pediatric dermatology Vol. 14/No 3 173-179
9. Esterly NB (1995) Current problems in dermatology, cutaneous hemangiomas, vascular stains and malformations, and associated syndromes. Mosby VII (3): 65-108
10. Ezekowitz RAB, Mulliken JB, Folkman J (1992) Interferon alfa-2a therapy for life-threatening hemangiomas of infancy. N Engl J Med 326: 1456-63
11. Gozal D, Saad N, Boder D et al. (1990) Diffuse neonatal hemangiomatosis: successful management with high dose corticosteroid. Eur J Pediatr 149:321-4
12. Gorham LW, Stout AP (1955) Massive osteolysis (acute spontaneous absorption of bone, phantom bone, disappearing bone). Ist relation to hemangiomatosis. J Bone Jt Surg 37A:985-992
13. Klein C, Hauser M, Hadorn HB (1992) Interferon alpha-2a therapy of consumptive coagulopathy in Kasabach-Merritt syndrome. Eur J Pediatr 151:919
14. Kobayashi H, Furukawa M, Fukai K et al (1988) Cellular angioma of infancy with dermal melanocytosis. Int. J. Dermatol. 27:40-42
15. Kaufman SL, Stout AP (1960) Hemangioperizytoma in children. Cancer 13:695-710
16. Landthaler M, Braun-Falco O, Eckert F, Stolz W, Dorn M, Wolff HH (1990) Congenital Multiple Plaquelike Glomus Tumors. Arch Dermatol 126: 1203-1207
17. Lohuizen Chj van (1922) Über eine seltene angeborene Hautanomalie (Cutis marmoratateleangiectatica congenita) Acta Derm.Venerol. 3:202-211
18. Maetinez-Perez D, Mulliken JB (1994) All hemangiomas do not look like strawberries. 10th International Workshop on Vascular Anomalies, Hungary, Budapest
19. Martins AG (1970) Hemangioma and thrombocytopenia. J Pediatr Surg 5: 641-648
20. Mulliken JB, Glowacki J (1982) Hemangiomas and vascular malformations in infants and children: a classification based on endothelial characteristics. Plast Reconstr Surg 69: 412-20
21. Ozoylu S, Irhen C, Gurgey A (1989) High dose intravenous methylprednisolone for Kasabach-Merritt syndrome. Eur J Pediatr 148: 403-405
22. Sadan N, Wolach B (1996) Treatment of hemangiomas of infants with high doses of prednisone. J Pediatr 128: 141-145
23. Stern JK, Wolf JE Jr, Jarret M (1981) Benign neonatal hemangiomatosis. J Am Acad Dermatol 4: 442-445
24. Wilson JE, Orkin M (1989) „Tufted angioma" (angioblastoma): A benign progressive angioma, not to be confused with Kaposi´s sarcomas. J.Am.Acad. Dermatol. 20:214-225

Diagnostische Möglichkeiten bei Hämangiomen

G. KAUTZ, F. WEINHOFER, F. A. BAHMER

Entscheidend für das diagnostische Vorgehen und damit auch für das spätere therapeutische Konzept ist, sich den einfachen Einteilungsmöglichkeiten bei den Hämangiomen bewußt zu werden. Die Problematik der Hämangiomklassifikation haben wir in den ersten Kapiteln dieses Buches dargestellt. So gilt hier mehr denn je das Goethewort:

> *„Was ist das Schwerste von allen?*
> *Was Dir das Leichteste dünket,*
> *mit den Augen zu sehen,*
> *was vor den Augen Dir liegt."*
> (Xenien, Aus dem Nachlaß)

Anamnese und Befund

Um später einen erfolgreichen Weg zu wählen, stehen auch bei dem Hämangiom eine sachliche Anamnese und ein exakter Befund an der ersten Stelle. Dies klingt banal, doch gerade in diesen Punkten werden bei den Hämangiomen die entscheidenden Fehler für das weitere Vorgehen gemacht.

In der Anamnese ist v. a. die Frage nach dem Zeitpunkt des Auftretens erster Hautveränderungen und nach der Wachstumsgeschwindigkeit von entscheidender Bedeutung. Ein Hämangiom in einem stabilen Zustand kann immer in Ruhe diagnostiziert werden. Bei Hämangiomen in der Progressionsphase sind jedoch schnelle Entscheidungen notwendig, da sonst wichtige Zeit für eine frühzeitige Therapie verloren geht. Schon während der Anamnese sollten die Eltern darauf hingewiesen werden, daß ein Hämangiomwachstum immer eine Therapieindikation darstellt und dies in der Zukunft immer eine erneute Vorstellung notwendig macht, egal welche Vereinbarungen vorher getroffen wurden.

Auch der klinische Befund sollte sorgfältig erhoben werden. Eine exakte Befundbeschreibung mit Hinweisen auf mögliche Re-

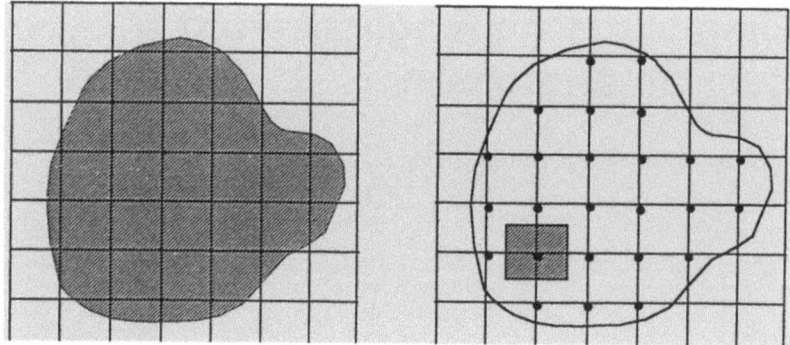

Abb. 1
Flächenbemessung nach Bahmer (1B/1.18). In dieser Planimetrie werden nicht die vollen Quadrate gezählt, sondern die Schnittpunkte der horizontalen und vertikalen Linien des Rasters.
Die Anzahl der Kreuzungspunkte wird mit dem Flächenwert eines Quadrats multipliziert. Im obigen Beispiel beträgt die skizzierte Hautveränderung:
25 x 100 mm² = 2500 mm²

gressionszeichen sollte primär erfolgen. Hier hat sich besonders die Fotodokumentation der Hämangiome bewährt. Nur so kann objektiv der Verlauf von Hämangiomen dokumentiert werden. Zudem sollte das Hämangiom immer vermessen werden, um später eine Progredienz, eine Involution und einen Therapieerfolg besser beurteilen zu können. Dazu hat sich die Flächenmessung nach Bahmer [1] bewährt. In der Abb. 1 haben wir das Prinzip der Planimetrie dargestellt. Hierbei werden nicht die vollen Quadrate gezählt, sondern die Schnittpunkte der horizontalen und vertikalen Linien des Rasters. Die Anzahl der Kreuzungspunkte wird mit dem Flächenwert eines Quadrates multipiziert (Abb. 1). Im folgenden Beispiel beträgt die skizzierte Hautveränderung:

25 x 100 mm² = 2500 mm²

In der Praxis werden Raster beliebiger Größe auf Klarsichtfolien kopiert und direkt bei der Untersuchung des Hämangioms ausgezählt.

Für eine Arbeitsdiagnose hat sich folgende einfache Einteilung bewährt: die Hämangiome werden deskriptiv und palpatorisch in kutane, kutan-subkutane und subkutane Hämangiome unterteilt (s. auch die neue Nomenklatur nach Cremer in Kap. 3). Diese grobe Klassifikation ist schon durch eine genaue Betrachtung und eine einfache Palpation möglich.

Rein kutane Hämangiome sind in den meisten Fällen am einfachsten zu diagnostizieren und auch zu therapieren. Für diese Form stehen auch die meisten Therapiemöglichkeiten zur Verfügung. Zeigen die kutanen Hämangiome schon keine plane Struktur mehr, dann wird die Diagnostik aufwendiger und die Behandlungsmöglichkeiten werden eingeschränkter. Grundsätzlich kann man sagen, daß mit der Dicke der Hämangiome die Diagnostik aufwendiger und die Therapiemöglichkeiten geringer und schwieriger werden.

Abb. 2, 3
Für die Hämangiomsonographie eignen sich besonders 7,5-MHz-Schallköpfe mit einer fest aufsetzbaren Vorlaufstrecke

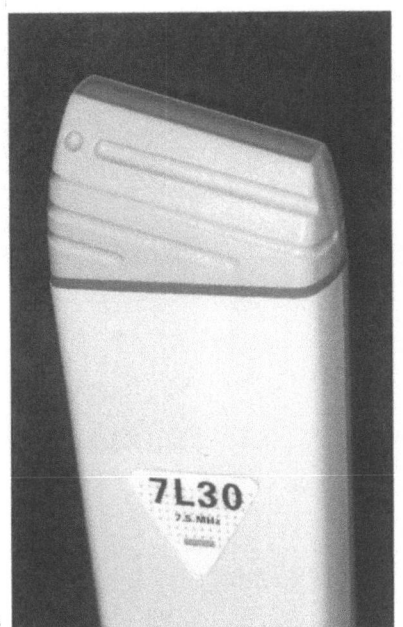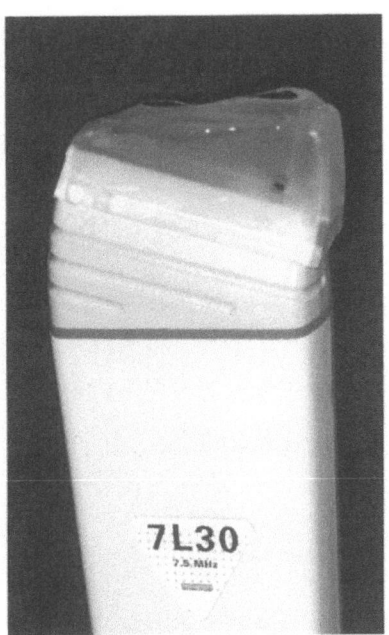

Sonographie

Für die in den Abbildungen 2-28 gezeigten Sonographien haben wir das Gerät „Q 2000" der Firma Siemens verwendet. Es arbeitet mit einem Frequenzbereich von 3-7,5 MHz. Wir benutzen hauptsächlich den 7,5-MHz-Schallkopf, der zudem noch über eine aufsteckbare Vorlaufstrecke verfügt. In diesem Gerät sind B-Mode, M-Mode und Farbdoppler integriert. Zur dopplersonograpischen Untersuchung wurde eine aufsteckbare Vorlaufstrecke konstruiert. Diese eignet sich besonders für die Darstellung von epidermalen und subkutanen Strukturen. Alle sonographischen Befunde werden heute von uns mit einem digitalen Bildverarbeitungssytem dokumentiert, um eine genaue Verlaufskontrolle zu ermöglichen.

Die Sonographie stellt heute so die beste und einfachste Methode, um in vivo die Strukturen der Haut und deren Fehlbildungen darzustellen [4,5,8,20,30,31]. Zwar ermöglicht sie keine Artdiagnose und keine exakte Aussage über die Dignität, jedoch ist primär eine Größenbestimmung und eine topographische Einordnung möglich [11,15,16,17,18]. Dabei ist auch zu bedenken, daß die Diagnose Hämangiom in der Regel schon klinisch gestellt wird und damit Aussagen hinlänglich der Dignität in den meisten Fällen nicht weiter notwendig sind. Die entscheidenen Vorteile dieser Methode sind die Darstellung der Tiefenausdehnung und der Vaskularisation [10]. Diese Parameter sind dann für alle weiteren Therapieentscheidungen von Bedeutung. Die gute Korrela-

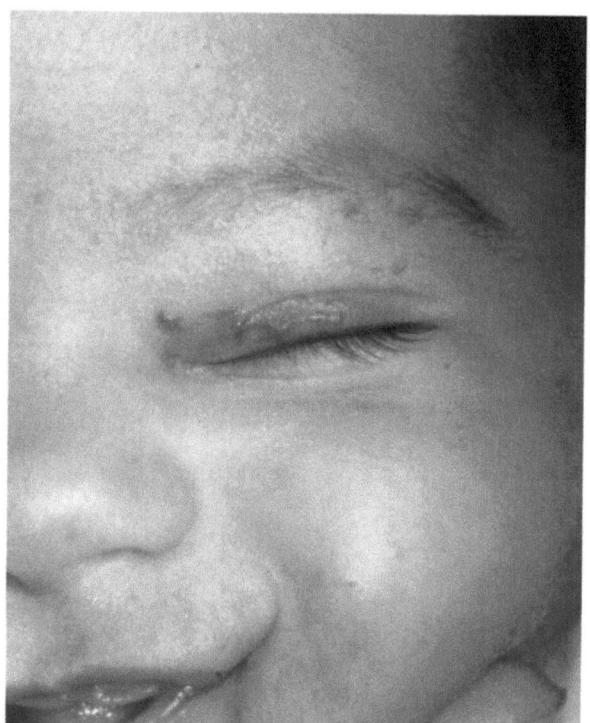
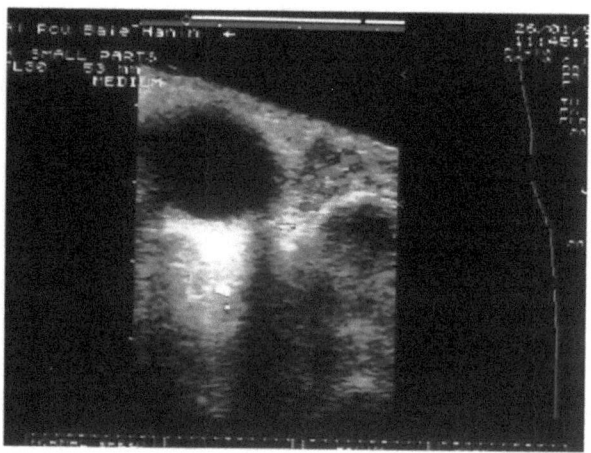
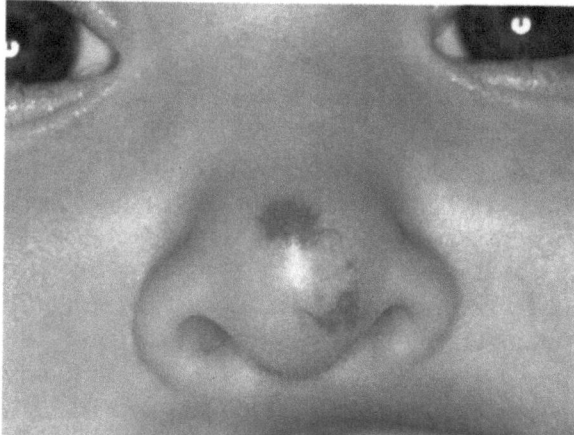
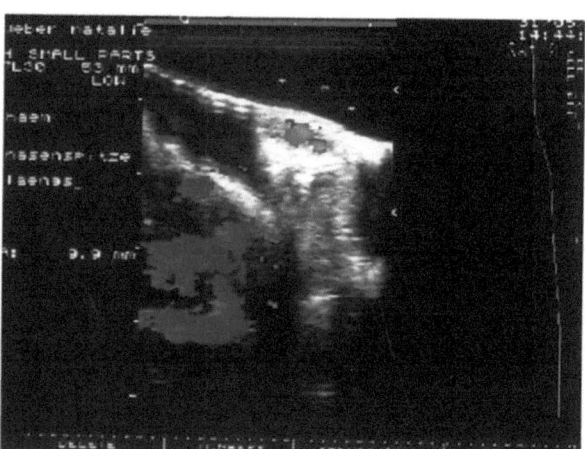

Abb. 4, 5. Auch kleine punktförmige Hämangiome am Auge können tiefe, stark vaskularisierte Anteile haben. Zur genauen topograhischen Abgrenzung ist am Auge, bei tiefen subkutanen Anteilen, immer eine zusätzliche Kernspintomographie notwendig

Abb. 6, 7. Hämangiome der Nasenspitze sollten immer geschallt und möglichst frühzeitig therapiert werden

KAPITEL 4   Diagnostische Möglichkeiten bei Hämangiomen

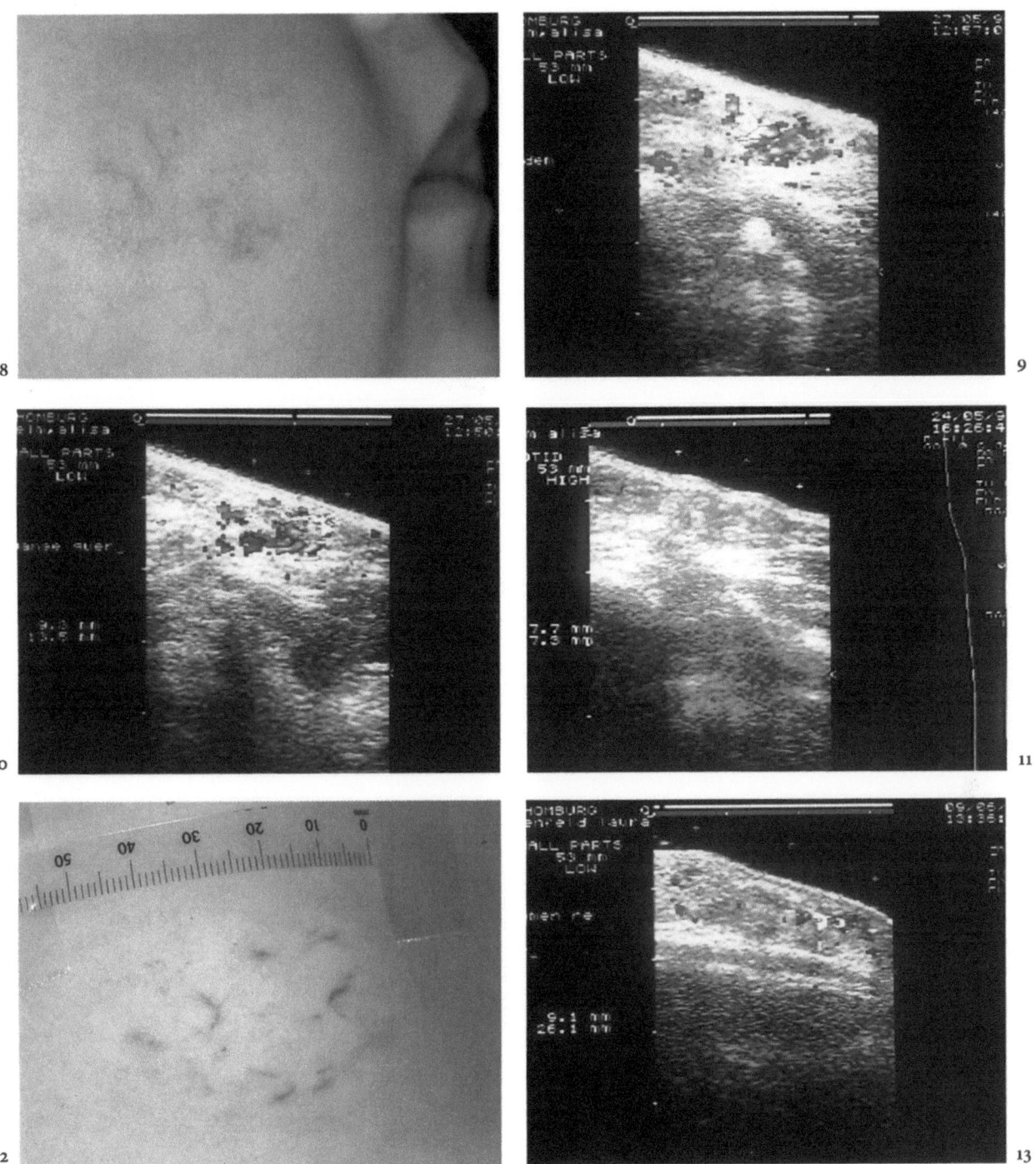

Abb. 8-11. Rein subkutane Hämangiome mit einer mittleren Vaskularisationsdichte und vermehrt echoreichen Anteilen müssen bei fehlender Wachstumstendenz nur im Verlauf kontrolliert werden, da hier die spontane Regression sehr häufig problemlos einsetzt. In Abb. 11 zeigt sich nur noch ein vermehrt echoreicher Bezirk. Die Vaskularisation ist nicht mehr nachweisbar

Abb. 12-15. Hämangiome mit vermehrt subkutanen Anteilen müssen immer sonographiert werden, da man nur so das Hämangiom in seiner Größenausdehnung und in seiner Entwicklungsphase einordnen kann. In beiden Fällen ist eine Therapie aus medizinischer Sicht nach den Sonographiebefunden nicht erforderlich

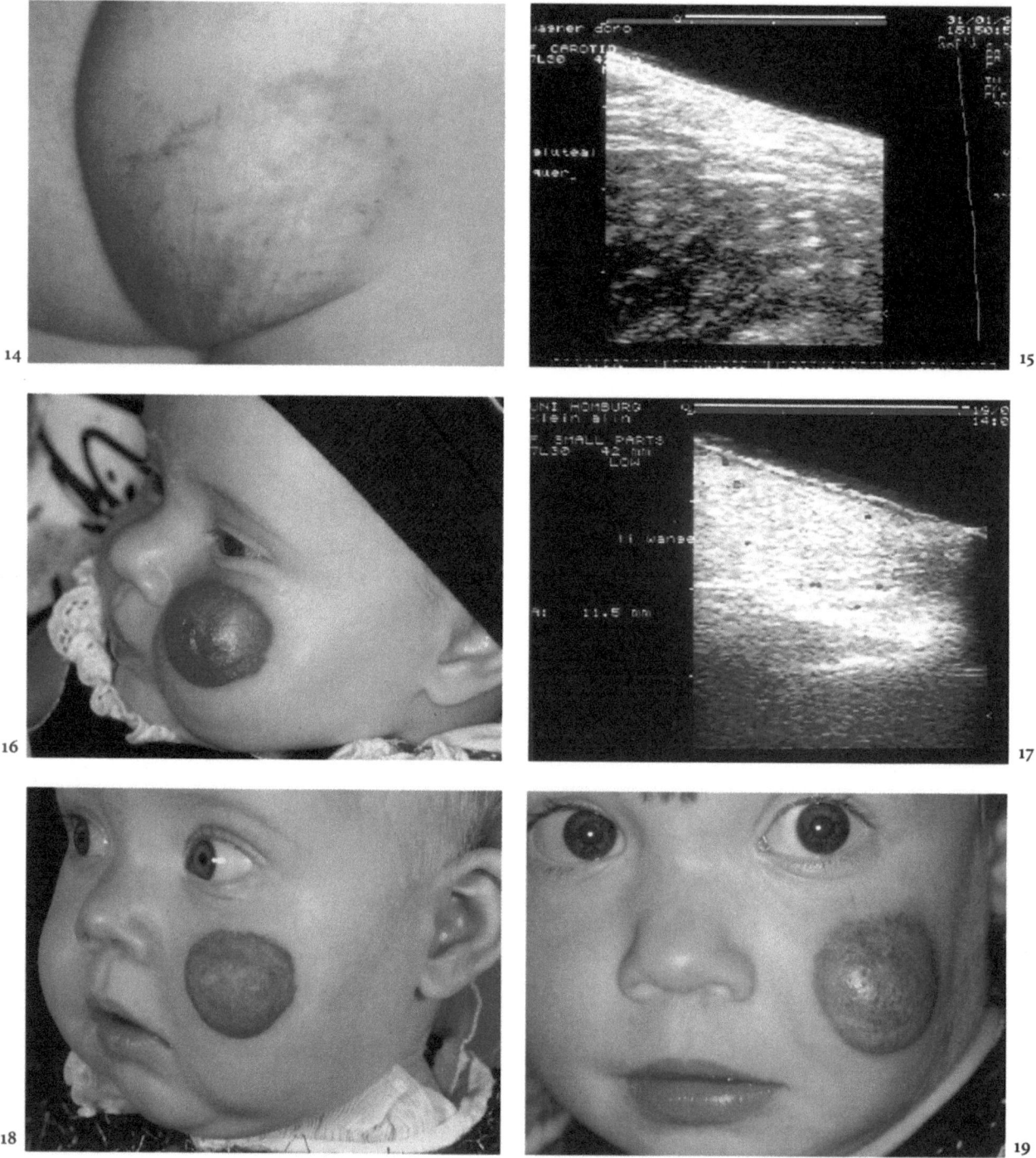

Abb. 16-19. Hämangiome mit stark echoreichen Anteilen und geringer Vaskularisation bilden sich nur sehr schlecht zurück. In diesen Fällen kommt es nur zu einer geringen Regression. Eine Lasertherapie der Oberfläche und eine plastische Korrektur ist in diesen Fällen erforderlich

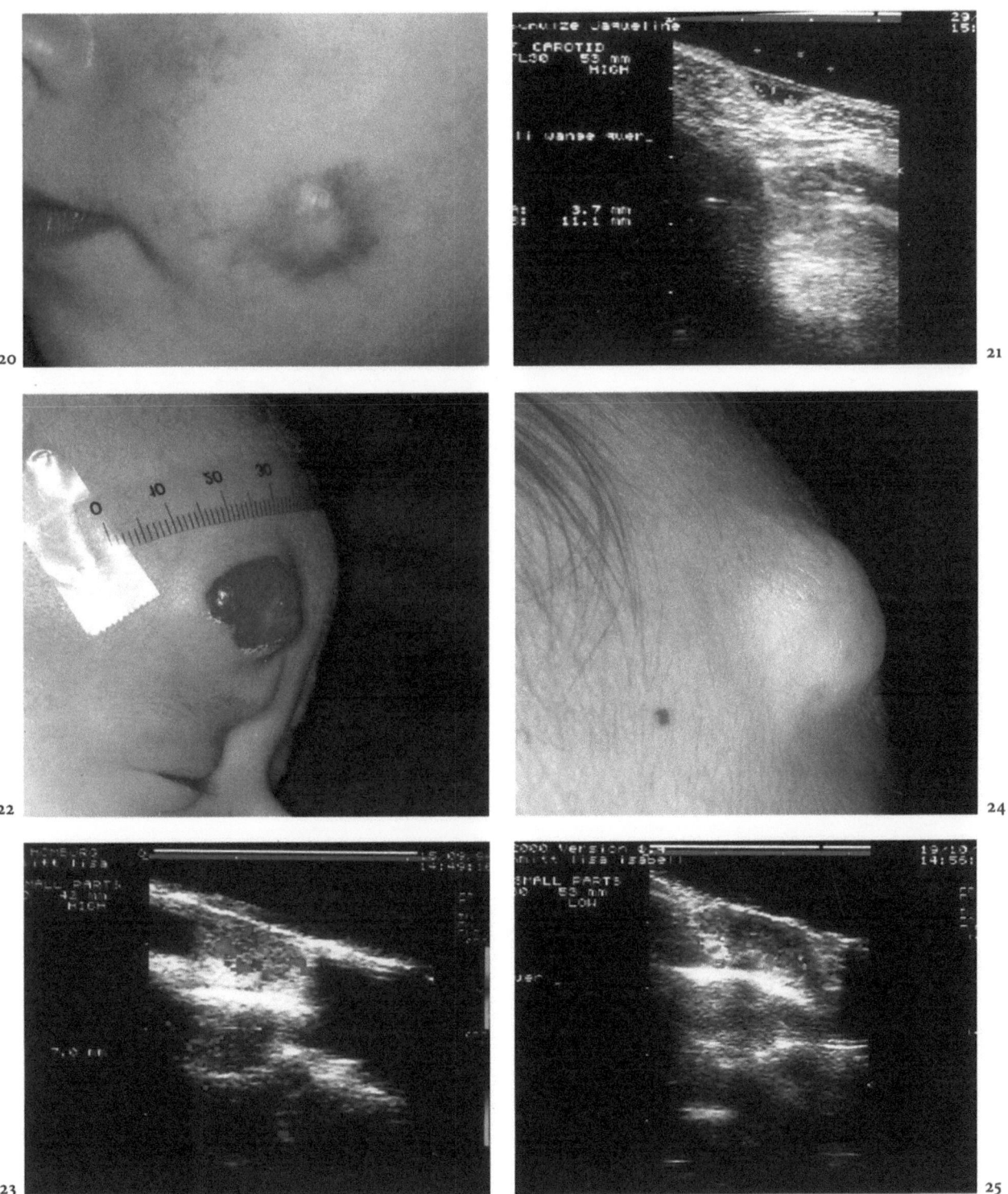

Abb. 20, 21. Die Sonographie ermöglicht auch eine Therapieverlaufskontrolle. Das Hämangiom konnte in diesem Fall durch den Nd-YAG-Laser nur in seinen oberflächlichen Anteilen in eine Narbe umgewandelt werden. Die tiefen Anteile konnten durch die externe Nd-YAG-Lasertherapie wegen der eingeschränkten Eindringtiefe nicht erfolgreich behandelt werden

Abb. 22-25. Auch mit der Kryotherapie kann man nur plane Hämangiome behandeln. Vor jeder Therapie sollte daher eine Sonographie durchgeführt werden

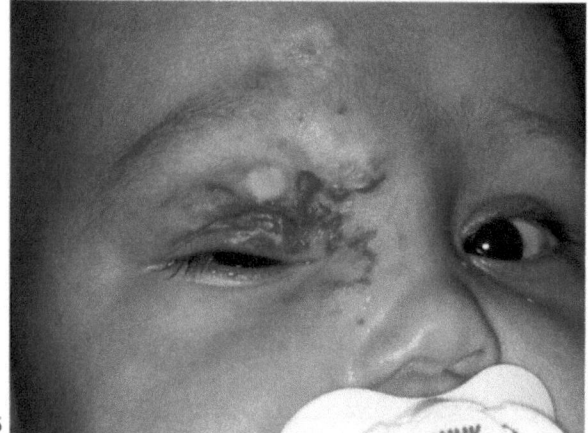

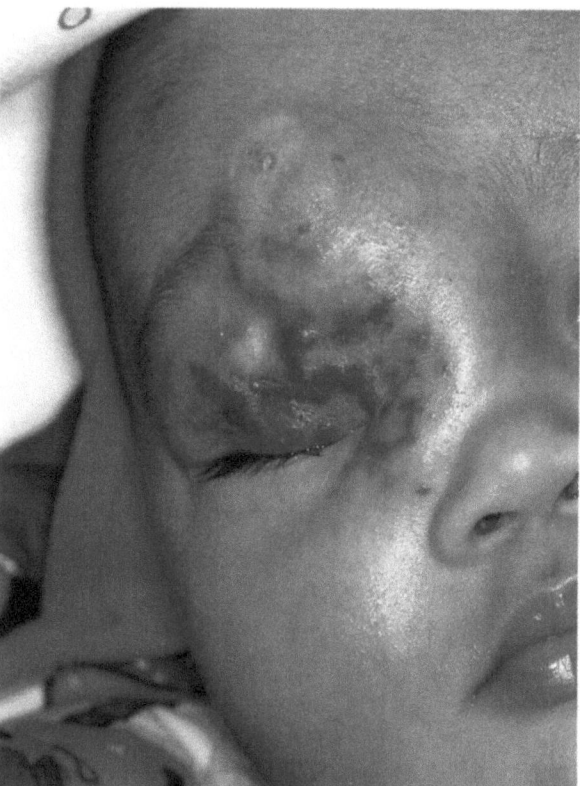

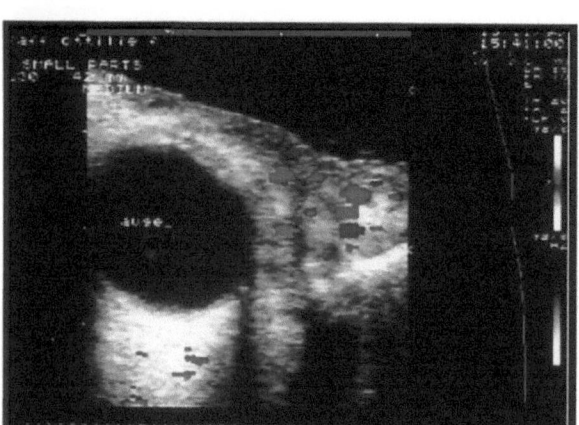

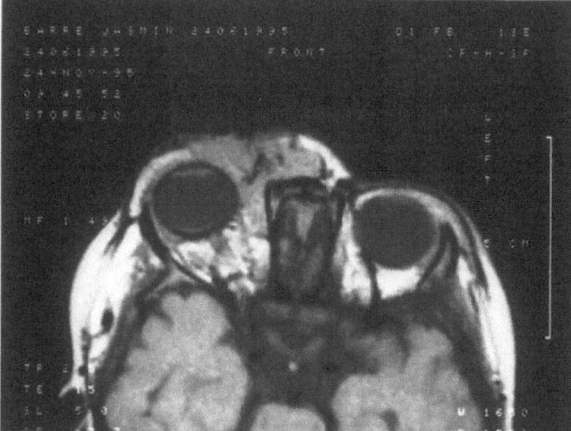

Abb. 26-29. Bei Problemlokalisationen, wie z.B. im Augenbereich sollte neben der Sonographie immer eine Kernspintomographie zur genauen topographischen Beurteilung durchgeführt werden. Zu dieser Untersuchung ist immer eine Sedierung der Kinder notwendig

KAPITEL 4   Diagnostische Möglichkeiten bei Hämangiomen

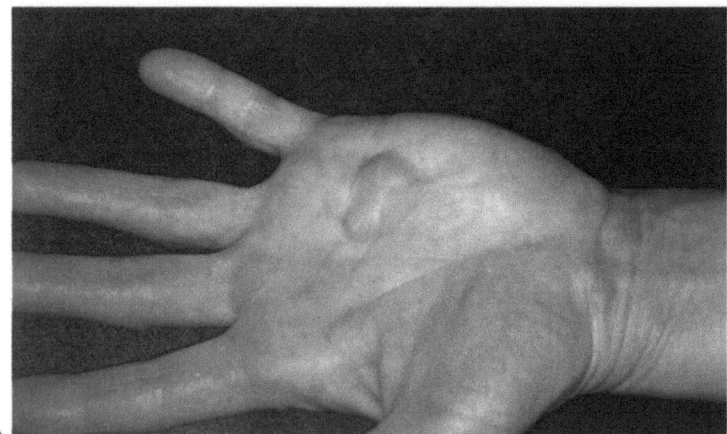
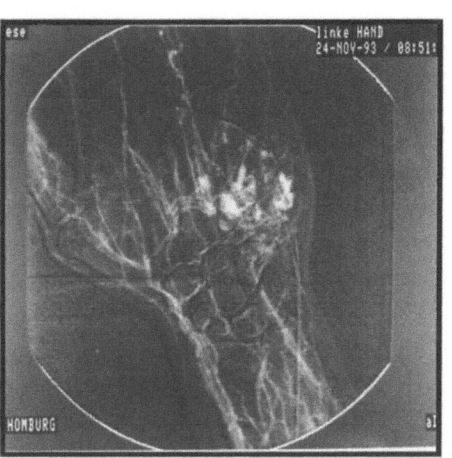

Abb. 30-31
In wenigen Ausnahmefällen ist auch eine Angiographie zur genauen Beurteilung der Befundverhältnisse erforderlich

tion zwischen Histometrie und Ultraschall konnte anhand vergleichender Studien belegt werden [8,28,31].

Ein weiterer Vorteil der Sonographie liegt in der nichtinvasiven und nichtstrahlenbelastenden Methodik, die zudem unbegrenzt wiederholbar ist [4,31]. Dabei können folgende Aussagen bezüglich eines Hämangioms gemacht werden:

1. Innere Schallstruktur des Tumors: homogen-inhomogen
2. Qualität des Tumors: zystisch-komplex
3. Lokalisation und Lagebeziehung: Verdrängung — Infiltration
4. Größenausdehnung: Dreidimensional
5. Wachstumstendenzen: Zu- und Abnahme der bindegewebigen Organisation
6. Vaskularisation

Erst durch diese sonograpischen Kriterien kann man eine optimale Therapiewahl treffen. So macht erst das Wissen um die maximale Tiefenausdehnung z. B. die richtige Laserwahl aus dem mittlerweile großen Laserspektrum möglich [2]. Auch nach einer Therapie kann dann der Therapieverlauf in Anteilen der Subkutis kontrolliert werden. Spezielle Methoden wie z.B. die intrafokale Nd:YAG-Lasertherapie sind durch den Einsatz der Sonographie besser kontrollier- und steuerbar [17]. Durch den Einsatz der Sonographie können die in diesem Buch aufgeführten Behandlungsmethoden noch effektiver eingesetzt werden. Die oben bereits erwähnte einfache klinische Einteilung in kutane, kutan-subkutane und subkutane Hämangiome wird damit noch erleichtert. Über die Beurteilung der Vaskularisation erhält die Diagnostik dann noch ganz neue Entscheidungskriterien, denn massiv vaskularisierte Hämangiome stellen einen Behandlungsnotfall dar. Hier hilft in den Problemlokalisationen wie im Gesicht kein „wait and see" mehr weiter [10]. Auch beim konservativen Vorgehen ist die Sonographie von hoher Relevanz. Denn durch die Beobachtung einer Zunahme der Echogenität und der Abnahmen der Vaskularisation finden sich klare Hinweise auf eine bindegewebige Organisation [15]. Dies sind damit eindeutige Hinweise auf eine Regression, auch wenn sich äußerlich noch keine Rückbildungszeichen zeigen. In diesen Fällen arbeitet die Zeit dann immer für den Therapeuten.

Magnetresonanztomographie (MRT)

Bei besonders großen und topographisch schwierigen Lokalisationen bietet sich die Magnetresonanztomographie an. Ihre besondere Bedeutung hat sie im Kopf- und Genitalberich sowie im Abdomen [12]. Mit der MRT können die sonographisch erworbenen Erkenntnisse bezüglich Vaskularisation und Lokalisation noch vertieft werden [23,25]. Die entscheidenden Vorteile zur Sonographie liegen in der hohen Kontrastauflösung und in der Fähigkeit zur multiplanaren Schnittführung in der Tumorabgrenzung am ruhenden Bild [29]. Vor operativen Eingriffen bei Hämangiomen oder bei Hämangiomen in Problemlokalisationen sollte immer ein MRT durchgeführt werden [21]. Der Einsatz begrenzt sich jedoch durch den hohen Aufwand, die geringe Verfügbarkeit und die hohen Kosten. Ein weiteres Problem dieser Diagnostik ist die Tatsache, daß die Kinder zuerst immer sediert werden müssen, da sonst zu viele Bewegungsartefakte entstehen [29].

Computertomographie (CT)

Bevor es die Möglichkeit zur MRT gab, wurde in der bildgebenden Diagnostik bei schwierigen Fällen v. a. das CT eingesetzt [27,26,33,34]. Seit Anfang der 90er Jahre wird jedoch mehr und mehr die überlegene Aussagekraft der MRT beschrieben. Der besondere Vorteil der MRT zum CT liegt bei der MRT in der anschaulichen Weichteildarstellung des Tumors in allen Ebenen und in der höheren Kontrastauflösung [27]. Zudem hat das MRT auch eine differentialdiagnostische Überlegenheit in der Abgrenzung der Hämangiome zu vaskulären Fehlbildungen. Die CT hat heute noch Ihre Berechtigung beim Ausschluß eines Verdachts auf Knochenbeteiligung [27]. Sklar et. al. konnten in ihrer Studie die adäquaten und gut korrelierenden Ergebnisse von CT und Sonographie zeigen [28]. Damit besitzt die Sonographie als einfachere und unbelastende Methode eindeutig den Vorrang.

Angiographie

Angiographische Methoden ermöglichen v. a. die Abgrenzung zu vaskulären Fehlbildungen [32] und dienen der präoperativen Überprüfung von Embolisationstechniken vor einer chirurgischen Exzision [3,7]. Die Hauptindikation zur Angiographie besteht vor allem bei orofazialen Hämangiomen mit tiefen subkutanen Anteilen. Hierbei dient sie der Abklärung einer Gefäßbeteiligung, z.B. der A. carotis externa, einer eventuellen intraossären Komponente, und klärt die Frage nach einer möglichen Embolisation [7,14]. Bei Lokalisationen in eher ungewöhnlichen Bereichen, wie z.B. in unserer Abbildung von der Handinnenfläche, hilft die Angiographie bei der Therapieentscheidung. In diesem Fall war die intrafokale Nd:YAG-Lasertherapie die beste Methode. In solchen speziellen Fällen zeigt die Angiographie durchaus gute Ergebnisse [19,22,24]. Gerade bei den Hämangiomen ist die Methode zumeist zu aufwendig und zu belastend. Daher sollte in den meisten Fällen von einer Angiographie abgesehen werden.

Histologie

Die Mehrzahl aller Hämangiome läßt sich aufgrund der klinischen Kriterien als solche diagnostizieren [13,21]. In seltenen Fällen ist bei begründetem Verdacht auf ein Hämangiofibrosarkom, Hämangioendotheliom oder ein Rhabdomyosarkom eine Probeexzision zur histologischen Klärung nötig.

Weitere immunhistochemische Untersuchungen, sowie Urin- und Serumuntersuchungen sind zur Zeit nur von wissenschaftlichem Interesse. In der Routine spielen sie noch keine Rolle [6,9].

Literaturverzeichnis

1. Bahmer FA (1992) Über die Bestimmung der Fläche von Hautveränderungen für die Lasertherapie. Lasermedizin 8: 199-201
2. Bahmer FA, Seipp (1995) Hämangiome 6.1.4. In: Dermatologische Lasertherapie, Wissenschaftliche Verlagsgesellschaft mbH, Stuttgart, 48-51
3. Berenstein A, Krickeff II (1981) Microembolization techniques of vascular occlusion. Am J Neuroradiol 2: 261-269
4. Breitbart EW, Hicks R, Rehpenning W (1985) Möglichkeiten der Ultraschalldiagnostik in der Dermatologie. Z Hautkr 61: 552-526
5. Bruns J, Lussenhop S, Beherens P (1994) Sonograhische Darstellung von Weichteiltumoren der Extremitäten und gelenkassoziierten Weichteilveränderungen. Ultraschall-Med 15: 74-80
6. Dethlefsen SM, Mulliken JB, Glowacki J (1986) An ultrastructural study of mast cells interactions in hemamgiomas. Ultrastruct Pathol 10: 175-183
7. Fradis M, Podoshin L, Simon J, Lazarow N, Shagrawi I, Boss JH (1989) Combined treatment of large head and neck capillaro-venous malformation by a fibrosing agent. J Laryngol Otol 103: 390-398
8. Glasier CM, Seibert JJ, Williamson SL, Seibert RW, Corbiti SL, Rodgers AB (1987) High resolution ultrasound characterization of soft tissue masses in children. Pediatr-Radiol 17: 233-237
9. Glowacki J, Mulliken JB (1992) Mast cells in hemangiomas and vascular malformations. Pediatrics 70: 48-51
10. Goerg C, Schuwerk WB (1994) Color doppler imaging of focal splenic masses. Eur J Radiol 18, 1214-1219
11. Grant EG, Grönvall S, Sarosi TR, Borts FT, Holm HH, Schellinger D (1982) Sonographic findings in four cases of hemangiopericytoma. Ultrasound 142: 447-451
12. Ito HK, Nishimura K, Togashi K, Fujisawa I, Nakano Y (1986) MR imaging of cavernous hemangioma of the face and neck. J Comput Assist Tomogr 10: 831-835
13. Kämpfer R, Hundeiker M (1977) Fehldiagnosen bei Angiomen. Z. Hautkr. 21: 1083-1098
14. Karakasis D, Lazaridis N, Dimitrakopoulos J, Iordanidis S, Drevelengas A (1991) Die präoperative Embolisierung von ausgedehnten Hämangiomen. Dtsch Z Mund- Kiefer- Gesichtschir- 2: 101-106
15. Kautz G, Bahmer FA (1997) Sonograhische Diagnostik und Therapiekontrolle von Hämangiomen. In: Hohenleutner, Landthaler: Operative Dermatologie im Kindes- und Jugendalter: 139-140
16. Kautz G, Bahmer FA, Dill-Müller D, Lienert F (1996) Sonograhische Diagnostik von Hämangiomen. Ultraschall Med 17: 15
17. Kautz G, Dill-Müller D, Weinhofer F, Bahmer FA (1996) Sonographische Verlaufskontrolle der intrafokalen Neodym-Yag-Laser Therapie von Hämangiomen. Ultraschall Med 17: 72
18. Kautz G, Dill-Müller D, Weinhofer L, Bahmer FA (1996) Intrafokale Neodym-Yag-Lasertherapie eines Hämangioms unter sonographischer Verlaufskontrolle. In: Dummer, Burg, Pannizzon: Operative und konservative Dermatoonkologie im interdisziplinären Grenzbreich, 241-242
19. Kiehn CL, Des Prez JD, Kaufmann B (1964) Cavernous hemangiomas of the head and neck. Indications for arteriography and surgial treatment. Plast Reconstr Surg 33: 338-342
20. Merk H, Esser D, Merk G, Langen L (1989) Die Wertigkeit der Sonographie in der Differentialdiagnostik von Weichteiltumoren. Fortschr Röntgenstr 150: 183-186
21. Niechajev IA, Clodius L (1993) Diagnostic criteria of vascular lesions in the face. Ann of Plast Surg 1: 32-41

22. Owens N, Stephenson KL (1948) Hemangioma: an evaluation of treatment by injection and surgery. Plast Reconstr Surg 3: 109-112
23. Peiß J, Füzesi L, Bohndorf K, Neuerburg J, Urhahn R, Günther RW (1993) MR-Morphologie von Hämangiomen und Lymphangiomen der peripheren Weichteile. Fortschr. Röntgenstr. 158: 463-470
24. Rappersberger K, Samec P, Diem E (1989) Die Embolisations-Therapie kavernöser Hämangiome. Hautarzt 8: 514-517
25. Rigamonti D, Drayer BB, Johnson PC, Hadley MN (1987) The MRI appearance of canvernous malformations. J Neurosurg 67: 518-524
26. Schunk K, Gerharz CD, Schmid FX, Schild H (1987) Kavernöses Hämangiom des Mediastinums. Röntgenblätter 40: 373-375
27. Schurawitzki HR, Stiglbauer R, Klepetko W, Eckersberger F (1991) CT and MRI in benign mediastinal hemangioma. Clinical Radiology 43: 91-94
28. Sklar EL, Quencer RM, Byrne SF, Sklar VE (1986) Correlative study of the computed tomographic, ultrasonographic and pathological characteristics of cavernous versus capillary hemangiomas of the lip. 3. Clin Neuroophtalmol 6: 14-21
29. Stover B, Laubenberger J, Niemeyer C, Stahl F, Brandis M, Langer M (1995) Hemangiomatosis in children: Value of MRI during therapy. Pediatr Radiol 25: 123-126
30. Strasser W, Vanscheidt W, Hagedorn M, Wokalek H (1986) B-Scan-Ultraschall in der Dermatologie. Fortschr Med 104: 495-498
31. Stücker M, Wilmert M, Hoffmann K, el Gammal S, Dirting K, Altmeyer P (1995) Objektivität, Reproduzierbarkeit und Validität der 3D-Sonographie in der Dermatologie. Bildgebung 62: 179-188
32. Thomas ML (1988) Radiological assessment of vascular malformations. In: Mulliken JB, Young AE (eds) (1988) Vascular birthmarks — hemangiomas and vascular malformations. Philadelphia, WB Saunders Co. 141-167
33. Valavanis A, Clodius L (1983) Der Beitrag der Neuroradiologie zur Erfasung und Behandlung von Gesichtshämangiomen. Schweiz Med Wochenschr 112: 281-189
34. Vaquero J, Salazar J, Martinez R, Martinez P, Bravo G (1987) Cavernomas of the central nervous system: Clinical syndromes, CT scan diagnosis and prognosis after surgical treatment in 25 cases. Acta Neurochir Wien 85: 29-33

Kontaktkryochirurgische Frühbehandlung des Säuglingshämangioms

Dj. Djawari

Einführung

Kryotherapie

Die Kälteanwendung als therapeutische Methode wurde schon vor 2500 Jahren von den Ägyptern zur Behandlung von Verletzungen und Entzündungen eingesetzt. Hippokrates (460-370 v. Chr.) beschrieb die Kryotherapie als eine Methode zur Schmerzlinderung. Von Larrey, französischer Militärchirurg unter Napoleon während des Russlandfeldzugs, beobachtete eine deutliche Abnahme von Schmerzen und Blutungen bei einer Amputation, wenn der betroffene Körperteil mit Schnee und Eis bedeckt war [2].

Auf vielen Gebieten der Medizin wird die Kryochirurgie, eine elegante, einfache, ambulant durchführbare und komplikationslose Methode, immer mehr eingesetzt. Die Kryochirurgie erfolgt stets ohne Anästhesie. Sie ist den chirurgischen und radiologischen Therapieverfahren ebenbürtig und stellt in manchen Fällen die Therapie der ersten Wahl dar [7, 8, 11].

1850 beschrieb der Engländer James Arnott, daß durch kontrollierte Kälteanwendung das Wachstum von Tumoren gestoppt und eine Tumorzerstörung erreicht werden kann [10]. In der Dermatologie findet die Kryotherapie ihren Anfang im Jahre 1885, als Carl Gerhardt (1833-1902) aus Jena zum ersten Mal Kälte zur Behandlung von Hauttuberkulose einsetzte. In den folgenden Jahrzehnten erzielten Mediziner aus verschiedenen Ländern Erfolge bei der Behandlung von Hauterkrankungen mit Kälte. Einen wichtigen Schritt bei der Entwicklung der Kryotherapie machte der Mediziner Hall, der 1942 ein Freongas benutzte, das die Grundlage für die heute verwendeten Substanzen bildete [2].

Die Geburtsstunde der modernen Kryochirurgie wird mit dem Jahr 1961 datiert, als die Amerikaner Cooper und Lee ein Gerät entwickelten, mit dem es möglich war, flüssigen Stickstoff zu verwenden [10]. Seit den 60er Jahren wird die Kryochirurgie zunehmend in der Therapie benigner und maligner Tumoren eingesetzt. Seither wurde auch die Methodik ständig verfeinert, und die Techniken wurden standardisiert.

Säuglingshämangiome

Bei den Säuglingshämangiomen handelt es sich um eine Gefäßneubildung, die nach einem kurzen Prodromalstadium im 1. Lebensjahr, überwiegend in der 6.-8. Woche, stark proliferiert. Diese Proliferationsphase dauert bis zum Ende des 1. Lebensjahres. Danach kann eine langsame Rückbildungstendenz auftreten, die bis zum 5.-7. Lebensjahr, häufig sogar bis zur Pubertät andauert (s. Abb. 1, S. 13 und Abb. 11, S. 22). Im Gegensatz dazu bestehen Gefäßfehlbildungen (vaskuläre Malformationen) seit der Geburt, wachsen mit und zeigen keine spontane Regression. Die meisten Hämangiome entwickeln sich erst in den ersten Wochen nach der Geburt und zeigen ein phasenhaftes Wachstum. 20 % der Hämangiome zeigen keine und weitere 30 % nur eine unvollständige Rückbildung [3]. Hämangiome im Lippenbereich bilden sich z. B. nur ausnahmsweise spontan zurück.

Die meisten Säuglingshämangiome sind im Kopf- und Anogenitalbereich lokalisiert. Sie wachsen häufig sehr schnell, so daß die Kinder dadurch gezeichnet sind und auf den nicht informierten Laien abstoßend wirken. Bei 2-3 % der Neugeborenen finden wir solche Hautveränderungen.

In den langen Jahren der spontanen Rückbildungszeit sind sowohl die betroffenen Kinder als auch ihre Eltern damit psychisch und sozial stark belastet, abgesehen von den Sorgen, der Angst vor Blutung bzw. Entwicklungsstörungen etc. und der Scham der Eltern, z. B. Schuldgefühl der Mutter, in der Schwangerschaft etwas falsch gemacht zu haben. Folgende, z. T. verheerende Probleme können sich daraus ergeben:

- Stigmatisation,
- Isolation,
- Partnerschaftsprobleme,
- familiäre Konflikte.

Außerdem bleiben häufig nach der Spontanregression der Hämangiome Residuen zurück, die späterer operativer Korrekturen bedürfen. Morphologisch werden die Hämangiome, je nach ihrer Entwicklung, in plane, planotuberöse, tuberöse, tuberonodöse und nodöse Formen unterteilt. Somit liegen kapilläre bzw. oberflächliche und kavernöse bzw. tiefe Hämangiome vor, wobei die gemischten Formen bzw. fließende Übergänge die Regel sind. Über 80 % der Angiome gehören zur oberflächlichen Gruppe der planen, planotuberösen und tuberösen Hämangiome.

Durch die abwartende Haltung in der Therapie der Hämangiome geht viel Zeit in der frühen Prodromal- bzw. Wachstumsphase dieser Hautveränderungen verloren. Gerade in dieser Phase könnte eine effektive Therapie durchgeführt werden. Um den betroffenen Patienten jahrelange kosmetische, wie auch psychische Belastungen zu ersparen und v. a. den Komplikationen vorzubeugen, sollten die Hämangiome in der Entstehungsphase einer Frühtherapie unterzogen werden.

Für die Behandlung oberflächlicher Säuglingshämangiome hat sich v. a. die kontaktkryochirurgische Therapie als eine praktisch nebenwirkungsfreie, wenig belastende, kostengünstige und effektive Methode hervorragend bewährt.

Methodik

Die im flüssigen Stickstoff gekühlten Metallstäbe unterschiedlichen Durchmessers (Abb. 1) werden nach Erreichen der gewünschten Temperatur von -196°C in einen Thermofühler mit Licht- bzw. Tonsignal gesteckt und mit einem dosierten Druck auf die zu therapierende Stelle gebracht (s. Abb. 2-5). Je nach Größe des Hämangioms und dessen Lokalisation wird die Kryochirurgie für 10 oder selten für 15 s unter Druck appliziert (Abb. 3). Die evtl. verbliebenen Ränder, die keine Aktivitäten mehr zeigen und aus kosmetischen Gründen u. U. einer 2. Therapie bedürfen, werden nach 4 Wochen wieder für 10 s behandelt. Eine einmalige Therapie ist jedoch bei den meisten Säuglingshämangiomen ausreichend. Diese Behandlung ist bei den planen, planotuberösen und tuberösen Hämangiomen zu 100% effektiv.

Die Gefrierung des Gewebes geschieht in Sekundenschnelle mittels flüssigem Stickstoff. Die hohe Gefriergeschwindigkeit von ca. 100°C/min (Abb. 4) führt zur intra- und extrazellulären Eiskristallbildung, die eine irreversible mechanische Schädigung der Zellen, hier die sprossenden Hämangiomzellen, zur Folge hat (homogene Nukleation). Die vollständige Kristallisation führt zum Tod der Zellen. In der langsamen Auftauphase (10°C/min) kommt es zu einer massiven intrazellulären Wasseraufnahme (Abb. 5), die eine Ruptur der Zellmembran nach sich zieht [1].

Während der kryochirurgischen Behandlung tritt im Anschluß an die weißliche Gefrierphase ein starkes Erythem auf, das langsam abklingt. Im weiteren Verlauf entsteht ein Ödem, eine Blasenbildung mit Exsudation und anschließender Mumifikation (Abb. 6). Nach Abfallen der Kruste innerhalb von 8-10 Tagen ist der behandelte Herd dann abgeheilt. Die Rötung bildet sich langsam zurück. Die Abheilung erfolgt stets narbenlos. Wir applizieren für die nässende Phase posttherapeutisch eine polyvidonjodhaltige Salbe. Der Befund wird nach 4 Wochen kontrolliert, um

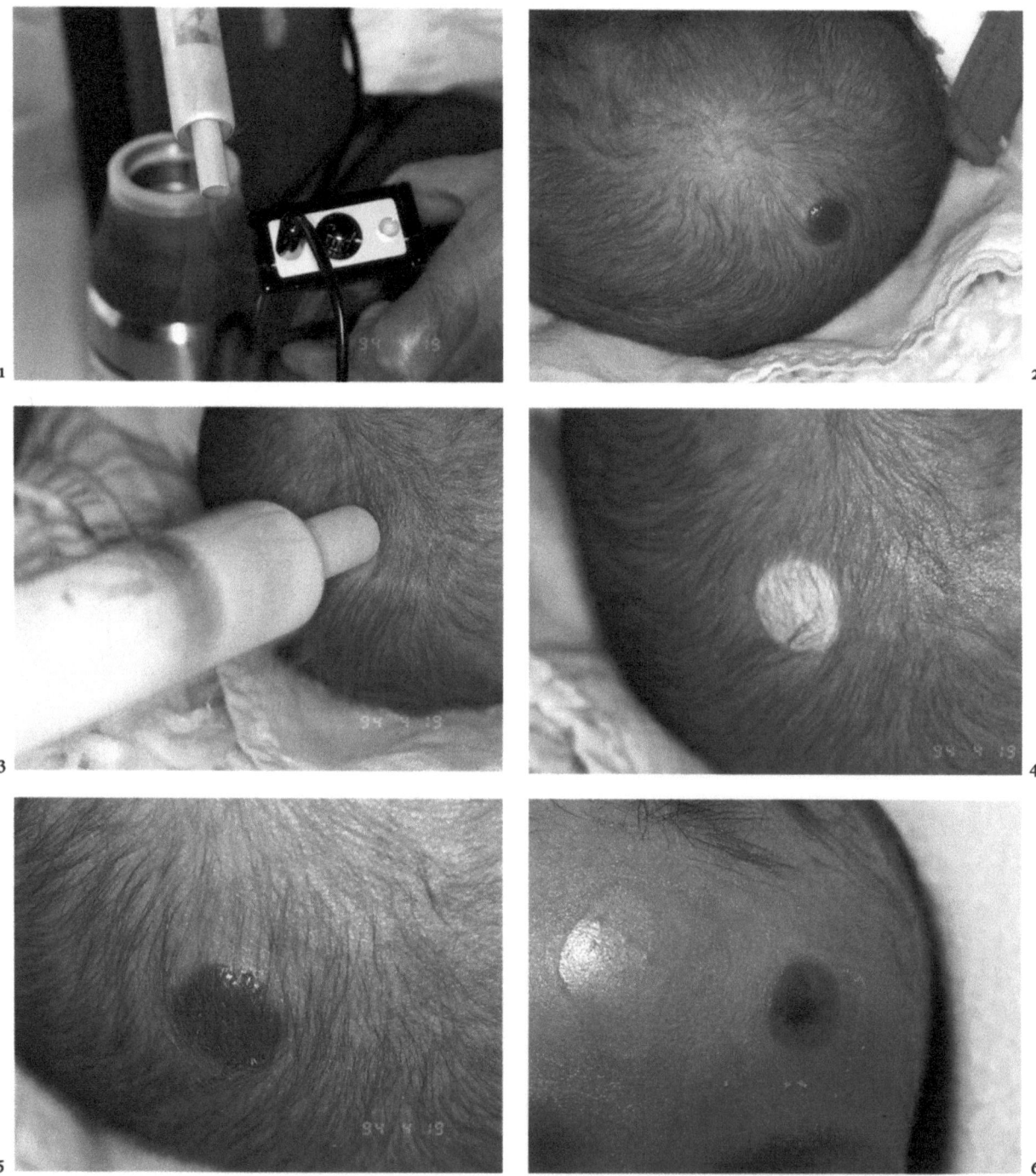

Abb. 1. Bis -196°C gekühlter Spezialmetallstab und der dazugehörige Fühler mit Licht- und Tonsignal

Abb. 2. Tuberöses Hämangiom am Kapillitium vor der Kryochirurgie

Abb. 3. Die Applikation der Kryochirurgie mit dem bis -196°C gekühlten Metallstab unter Druck für 10s am in Abb. 2 dargestellten Hämangiom

Abb. 4. Zustand des Hämangioms aus Abb. 2 in/nach der Gefrierphase und zu Beginn der langsamen Auftauphase

Abb. 5. Das behandelte Hämangiom erscheint nach Abschluß der Auftauphase durch das Ödem größer als vorher und zeigt eine entzündliche Umgebungsreaktion

Abb. 6. Die Mumifikation eines kryochirurgisch behandelten tuberösen Hämangioms frontal kurz vor dem Abfallen der Kruste nach ca. 1 Woche

evtl. verbliebene Ränder bzw. Resthämangiome ggf. und auf Wunsch der Eltern erneut zu behandeln. Die Therapie wird stets ohne Narkose oder Lokalanästhesie durchgeführt. Die verursachten Schmerzen der Therapie klingen sehr schnell, innerhalb weniger Minuten ab.

Diskussion

Die therapeutische Einstellung bzgl. der Behandlung von Säuglingshämangiomen hat sich in den letzten Jahren grundlegend geändert. Eine Frühtherapie dieser Hämangiome, v. a. mit Sitz in kosmetisch-kritischen und ulzerationsgefährdeten Bereichen wie auch bei raschem Wachstum anderer Lokalisationen sollte stets angestrebt werden. Die Auswahl der Therapie richtet sich nach Art und Ausdehnung des Säuglingshämangioms.

Für die Behandlung oberflächlicher Hämangiome hat sich v. a. die kontaktkryochirurgische Therapie als eine praktisch nebenwirkungsfreie, wenig belastende, sehr effektive und kostengünstige Methode hervorragend bewährt. Großflächige plane, planotuberöse und tuberöse Hämangiome können auch kontaktkryochirurgisch therapiert werden. Hier sind jedoch häufig mehrere (je nach Ausdehnung 2-3) Sitzungen notwendig. Bei diesen Ergebnissen scheint ein abwartendes Verhalten, entsprechend der bisherigen Lehrbuchmeinung, nicht mehr gerechtfertigt und sollte als obsolet gelten.

Bei einem Unterlassen der Frühtherapie wachsen die Hämangiome einige Zeit weiter und können Komplikationen hervorrufen (nichtvorhersehbares exzessives Wachstum und dadurch Obstruktion benachbarter Organe und deren funktionelle Störung, z. B. Erblindung des Auges beim Sitz des Hämangioms an den Lidern sowie Destruktion, Superinfektion, Blutung, Exulzeration, Nekrose, atrophische Narben, Pigmentverschiebungen und Cutis laxa). Für die Frühtherapie von Säuglingshämangiomen hat der „Heilbronner Arbeitskreis für Hämangiomtherapie" ein Behandlungsschema ausgearbeitet und empfiehlt, das therapeutische Vorgehen danach zu richten (s. Abb. 39, S. 38).

Die Frühtherapie der Säuglingshämangiome sollte zu Beginn der Entstehungs- und Wachstumsphase dieser Hauterscheinungen erfolgen. In diesem Stadium sind sie winzig klein und der Therapie bestens zugänglich. Außerdem sind die Säuglingshämangiome in der Wachstumsphase sehr kälteempfindlich und damit zu 100 % effektiv therapierbar.

Bei der Kryochirurgie handelt es sich um eine bewährte Therapie, die in jedem Alter durchführbar ist und ohne Nachteile im Bedarfsfall beliebig oft wiederholt werden kann.

Die *Vorteile* dieser Therapie sind:

- ihre einfache Anwendungsweise bzw. Handhabung,
- ambulante Anwendbarkeit,
- kurze Behandlungsdauer,
- beliebige Wiederholbarkeit,
- Durchführung ohne Lokalanästhesie,
- Kostenersparnis,
- Schonung wichtiger anatomischer Strukturen,
- hervorragende kosmetische Resultate ohne Narbenbildung.

Als *unerwünschte Nebenwirkungen* sind Schmerzen während und kurz nach der Applikation der Kryochirurgie sowie Weichteilschwellungen (insbesondere im Gesicht) zu nennen [9].

Die Kryochirurgie, die inzwischen eine weltweit in der Dermatologie etablierte Methode darstellt, bietet uns zusätzlich zu den vorhandenen Behandlungsmöglichkeiten eine Erweiterung unseres therapeutischen Spektrums. Die Kryochirurgie zeichnet sich nicht nur durch die Effektivität der Behandlung aus, sondern ist bei vielen Indikationen, wie z.B. bei Säuglingshämangiomen oder Keloiden als Therapie der ersten Wahl anzusehen.

Im folgenden sind einige Beispiele verschiedener Formen und unterschiedlicher Lokalisationen von Säuglingshämangiomen dargestellt. In den Abbildungen 7-14 wird der Zustand dieser Hautveränderungen jeweils vor und nach Therapie mit der Kryochirurgie gezeigt. Die Behandlung ist stets mit einer vollständigen und narbenlosen Regression des Hämangioms verbunden.

Abb. 7.a,b
Tuberöses Hämangiom am Labium major eines 7 Wochen alten Säuglings **a** vor und **b** nach einmaliger Therapie mittels Kontaktkryochirurgie für 10 s

Abb. 8a,b
Multizentrisches planotuberöses Hämangiom am Nasenrücken und rechten Nasenflügel eines 6 Wochen alten Säuglings **a** vor und **b** nach mehrmaliger kontaktkryochirurgischer Therapie für jeweils 10 s in 4wöchigen Abständen

Abb. 9a,b
Tuberöses Hämangiom an der Unterlidkante eines 4 Monate alten Säuglings, **a** vor und **b** nach einmaliger kontaktkryochirurgischer Behandlung für 10 s

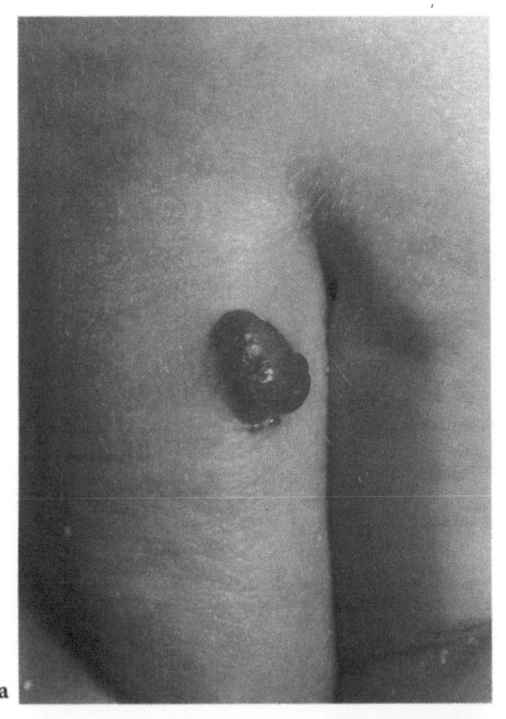
7a

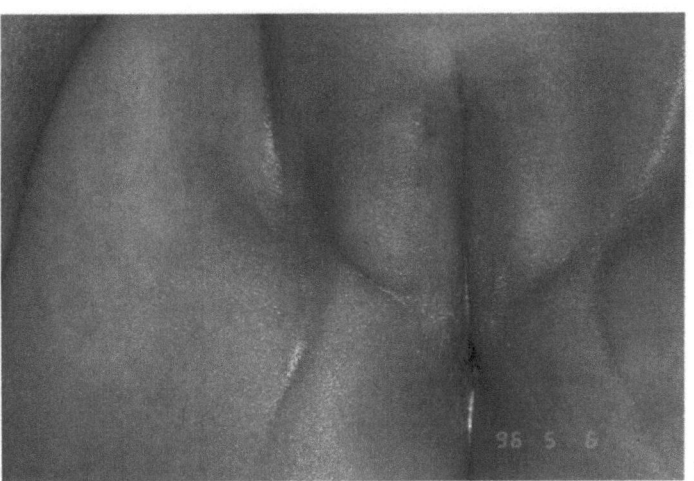
7b

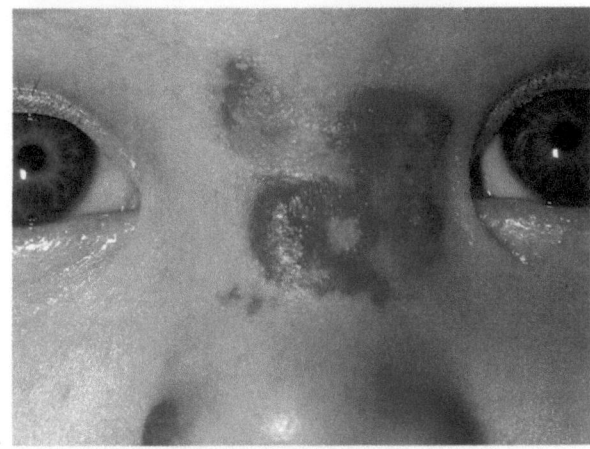
8a

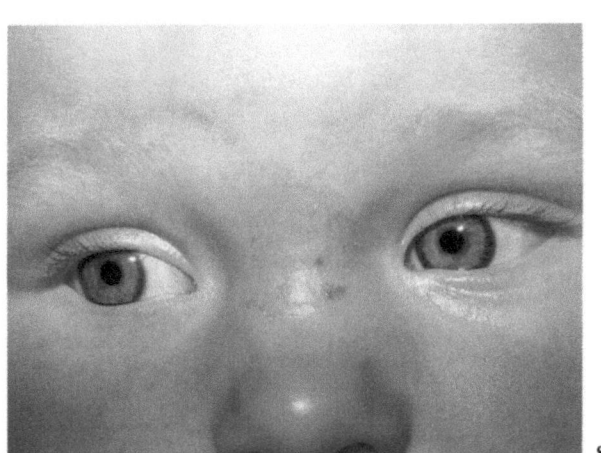
8b

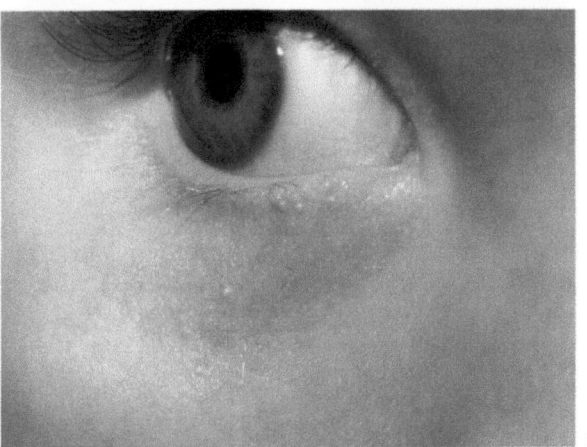
9b

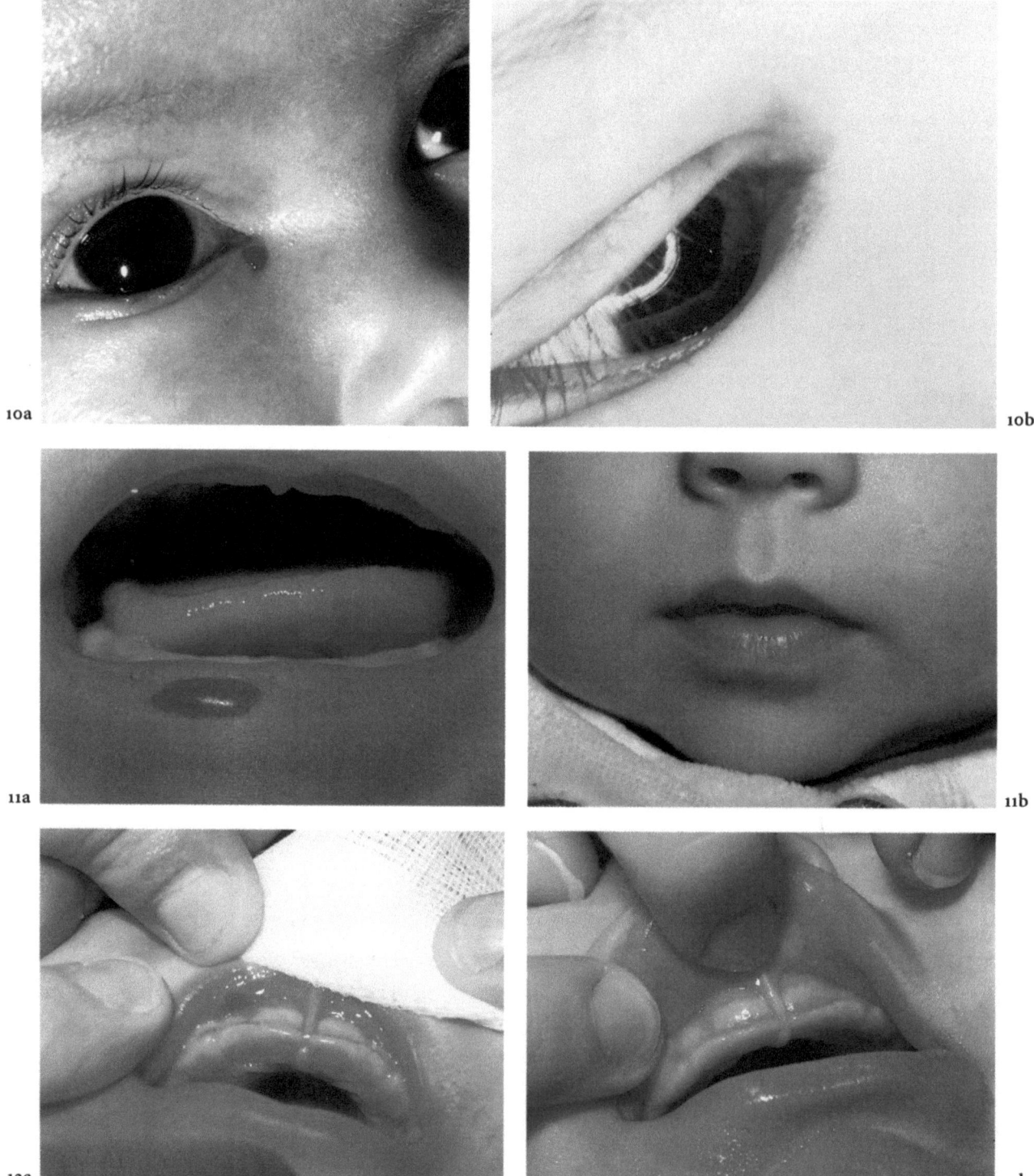

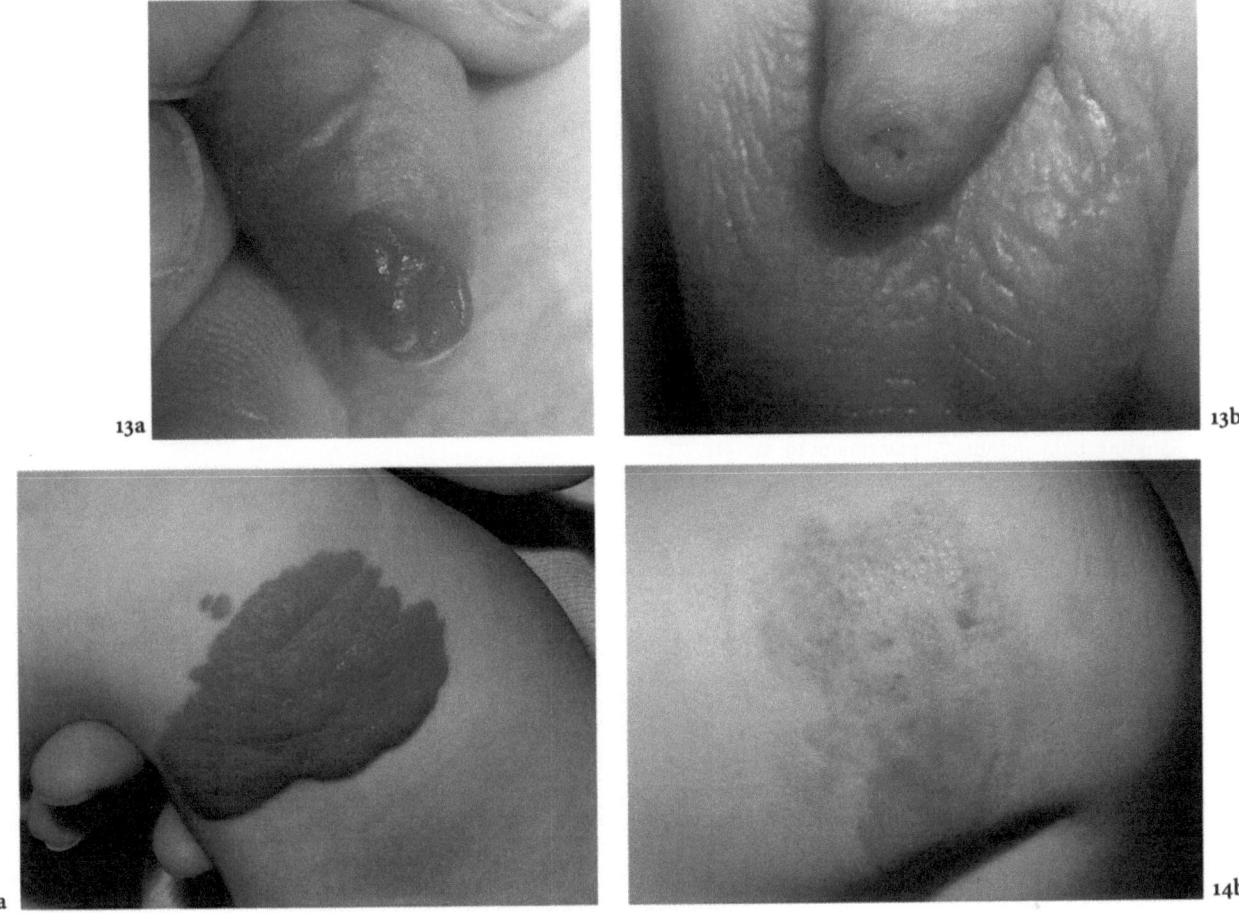

Abb. 10a,b. Tuberöses Hämangiom im Augenwinkel über dem Ductus lacrimalis eines 9 Wochen alten Säuglings **a** vor und **b** nach einmaliger kontaktkryochirurgischer Behandlung für 10 s

Abb. 11a,b. Planotuberöses Hämangiom am Lippenrot eines 5 Wochen alten Säuglings **a** vor und **b** nach einmaliger kontaktkryochirurgischer Behandlung für 10 s

Abb. 12a,b. Tuberöses Hämangiom an der Mundschleimhaut eines 5 Wochen alten Säuglings **a** vor und **b** nach einmaliger kontaktkryochirurgischer Behandlung für 10 s (die Schleimhaut wird unmittelbar vor der Therapie trocken abgewischt)

Abb. 13a, b. Flächenhaftes, planotuberöses Hämangiom am gesamten Präputium eines 6 Wochen alten Säuglings **a** vor und **b** nach einmaliger Therapie mittels Kontaktkryochirurgie für 10 s

Abb. 14a, b. Großflächiges tuberöses Hämangiom am Knie und Unterschenkel eines 7 Wochen alten Säuglings **a** vor und **b** nach zweimaliger kontaktkryochirurgischer Behandlung für 10 s in 4wöchigem Abstand

Literatur

1. Altmeyer P, Luther H (1989) Die Dermatologische Kryochirurgie, Methode, Indikation und Grenzen. Akt Dermatol 15: 303-311
2. Bracco D (1990) The historic development of cryosurgery. Clin exper Dermatol 8: 1-4
3. Cremer HJ (1992) Gefäßveränderungen im Kindesalter. Der Kinderarzt 23: 24-26
4. Cremer HJ, Djawari DJ (1994) Frühtherapie der kutanen Hämangiome mit der Kontaktkryochirurgie. Pädiat prax 47: 633-650
5. Cremer HJ, Djawari DJ (1995) Zur Frühtherapie der planen und planotuberösen Hämangiome mittels Kontaktkryochirurgie. Monatsschr Kinderheilkd 143: 365-368
6. Cremer HJ, Djawari DJ (1996) Hämangiomtherapie. Der Kinderarzt 4: 491-499
7. Djawari DJ, Cremer HJ (1993) Kontaktkryochirurgische Frühbehandlung des Säuglingshämangioms. Akt Dermatol 19: 317-321
8. Djawari DJ, Barsom O (1980) Kryochirurgie Renaissance einer effektiven Therapie. Akt Dermatol 19: 322-326
9. Helpap B (1980) Der kryochirurgische Eingriff und seine Folgen. Thieme, Stuttgart
10. Shepherd JR, Dawber PR (1982) The historical an scientific basis of cryosurgery. Clin Exper Dermatol 7: 321-328
11. Zouboulis CC, Orfanos CE (1990) Kryochirurgische Behandlung von hypertrophen Narben und Keloiden. Hautarzt 41: 683-688

Lasertherapie von Hämangiomen

F. A. Bahmer, C. Raulin, G. Kautz

Seit etwa 20 Jahren werden in der Dermatologie Laser unterschiedlicher Wellenlänge eingesetzt [3, 7, 10, 20, 25]. Dabei wurde in den vergangenen 10 Jahren die Lasertherapie wesentlich verbessert. Diese ständigen Neuentwicklungen in sehr kurzen Zeitphasen haben die Möglichkeiten in der Hämangiomtherapie immer wieder erweitert und verbessert.

Neben den schon seit vielen Jahren verwendeten, kontinuierlich strahlenden, thermisch-destruktiv wirkenden Argon- und Neodym:YAG-Lasern werden jetzt, basierend auf dem Prinzip der selektiven Photothermolyse, verstärkt gepulste Laser eingesetzt. Dadurch können gezielt Hautstrukturen wie Epidermis, Gefäße, Pigment ohne wesentliche Schädigung des umgebenden Gewebes zerstört werden.

Die Entwicklung dieser selektiv wirkenden Laser ist noch im vollen Gang. Daher ist eine reale Abschätzung der Möglichkeiten und Grenzen der in schneller Folge auf dem Markt erscheinenden Laser sehr schwierig. Auch die bisher zur Lasertherapie veröffentlichte Literatur kann nur sehr kritisch bewertet werden. Viele Veröffentlichungen hierzulande sind vorwiegend kasuistische Beiträge. Große systematische Untersuchungen fehlen oder zeigen in ihrer Struktur Mängel. Wie H. Cremer in diesem Buch zeigt, ist es schwierig, bei den Hämangiomen eine Klassifikation oder eine Stadieneinteilung durchzuführen. In vielen Studien werden daher „Äpfel mit Birnen" verglichen, so ist z. B. eine klinische Einteilung nach Farbstrukturen und Regressionszeichen nicht ausreichend, da dadurch viele der häufigen Spontanregressionen als Therapieerfolge gewertet werden. Notwendig sind systematische Untersuchungen über genügend lange Zeiträume hinweg und die Erarbeitung von Qualitätsrichtlinien für die Anwendung von Lasern bei Hämangiomen.

Wichtig ist eine genaue klinische Befunddokumentation vor der Lasertherapie. Diese erste Untersuchung sollte auch unbedingt eine sonographische Diagnostik umfassen, da nur so eine objektive Größendarstellung möglich ist. Zeigen sich dabei dann

Therapeutisches Ziel	Verwendete Laser	Wellenlänge (nm)	Pulsdauer	Indikationen (Auswahl)
Koagulation				
– oberflächlich	Argon	488; 514	cw[1]	flache Angiome; Teleangiektasien, dunkle N. flammei
	Kupferdampf			oberflächliche Gefäßveränderungen, N. flammei mit Scanner
	Dioden	670–900	cw + puls	wie Argon Laser
– tief	Nd:YAG	1064; 1320	cw	dickere Angiome; Hautmetastasen (inoperapel); Kondylome; interstitielle Thermotherapie (LITT)
Vaporisation/Schneiden				
– mit Randkoagulation	CO_2 (kontin.)	10.600	cw	Verruca vulgaris; Condylomata acuminata
– wenig Randkoagulation	CO_2 (gepulst)	10.600	<1 ms	Narben; Falten („skin resurfacing"); Präkanzerosen; M. Bowen, Cheilitis actinica; Leukoplakie, Xanthelasma
	CO_2 (Scanner)	10.600	cw[1]	wie (ultra)gepulster CO_2
Ablation (athermisch)	Erbium YAG	2.940	100 ns–250 µs	oberfläche epidermale Veränderungen, ähnlich CO_2 Ultrapuls und gescannt
Selektive Photothermolyse				
– Gefäße	Farbstoff	585 (typisch)	ca. 400 µs	N. flammei (auch helle); feine Teleangiektasien
– Melanin	Nd:YAG	1.064	10 ns–250 µs	Lentigo, Café au lait-Flecke
	Nd:YAG (Frequenz x2)	532	10 ns–250 µs	Lentigo senilis; Epheliden; N. Ota; N. spilus; Becker-Naevus
	Rubin	694	10 ns–250 µs	wie frequenzverdoppelter YAG-Laser
– Tätowierungspigment	Nd:YAG	1.064		schwarze, blaue Farbe
	Alexandrit	755	100 ns	alle Farben, kaum rot
	Rubin	694	25 ns–250 µs	schwarze, blaue, grüne Farben
	Nd:YAG	532	10 ns–250 µs	rote Farbe
	Farbstoff	510		rote Farbe
Photodynamische Therapie[2]	Farbstoff	630 u.a.	cw	Dyskeratosen, Präkanzerosen, Rumpfhautbasilome

erhebliche subkutane Hämangiomanteile, fällt die Farbstofflasertherapie als Therapie aus. Eine Fotodokumentation und eine Flächenermittlung sollten Standard sein.

Die Wahl des geeigneten Lasers setzt eine gewisse Kenntnis der unterschiedlichen Lasertypen voraus. Die physikalischen Grundlagen der Erzeugung von Laserlicht sind nicht Gegenstand dieser Arbeit, sie können in entsprechenden Monographien nachgelesen werden [8, 27]. Die in der Dermatologie wesentlichen Lasergeräte sind, zusammen mit den Parametern Wellenlänge und Pulsdauer sowie mit ausgewählten Indikationen in Tabelle 1 dargestellt.

Für die Wirkung von Laserlicht auf Gewebe ist neben der Wellenlänge vor allem die Zeitspanne, in der die Laserstrahlung wirkt, verantwortlich. Bei Bestrahlungszeiten von mehr als 1 ms kommt es im Hautgewebe zu thermischen Effekten in der Umgebung der Einwirkungsstelle, die bei Bestrahlungszeiten von weniger als 1 ms keine Rolle spielen. Als dritter Wirkungsparameter

Tabelle 1
Aus: Akt. Dermatolog. 23[1997]:242
Anmerkungen
[1] Im Scanmodus verweilt der Strahl jeweils < 1 µs auf der Fläche des Strahldurchmessers.
[2] Kann auch mit leistungsstarken, nicht-kohärenten Lichtquellen durchgeführt werden.

spielen die Energiedichte (in J/cm²) bzw. die Leistungsdichte (in W/cm²) eine Rolle, wobei die Energiedichten bei der medizinischen Anwendung von Lasern in dem relativ engen Bereich von 1 J/cm² bis zu wenigen 1000 J/ cm² liegen [21].

Die dermatologisch verwendeten Laser lassen sich – basierend auf der Pulsdauer – in 2 Hauptgruppen unterteilen:

- Die 1. Gruppe besteht aus Geräten, die kontinuierlich strahlen (cw – continuous wave) und die nicht nur das Zielgewebe thermisch, sondern auch das angrenzende Gewebe schädigen. Die kontinuierlich strahlenden Laser wurden durch Einführung der gepulsten Laser etwas in den Hintergrund gedrängt.
- Zur 2. Gruppe gehören Geräte, die nicht nur durch die Wellenlänge, sondern vor allem durch ihre kurze Pulsdauer eine selektive Wirkung auf bestimmte Strukturen des Gewebes erzielen [9, 21].

Aus der 1. Gruppe (Dauerstrichlaser) ist der Neodym:YAG-Laser der wichtigste Vertreter. Er sendet Infrarotlicht mit einer Wellenlänge von 1064 nm aus. Bedingt durch die gute Absorption und die hohe Streuung dieses Laserlichtes im Hautgewebe lassen sich damit auch größere Volumina (dickere Tumore) koagulieren [4, 5]. Die Schädigung der Epidermis mit der Gefahr der Narbenbildung läßt sich durch Kühlung der Oberfläche mit Eis oder einer Kühlküvette minimieren [6]. Das Licht dieser Laser kann auch über eine dünne Faser mit unterschiedlicher Abstrahlcharakteristik an der Spitze in die Gewebe hinein appliziert werden. Diese interstitielle Thermotherapie kommt vor allem für dickere Hämangiome und Lymphangiome in Betracht.

Der Dauerstrich-Argon-Laser gehört ebenfalls in die Gruppe der unspezifisch wirkenden Laser. Aufgrund seiner geringen Eindringtiefe ist er dem Nd:YAG-Laser als Koagulationslaser aber unterlegen. Da für die selektive Zerstörung der meisten oberflächlichen Gefäße der gepulste Farbstofflaser besser geeignet ist, wie Strempel schon 1983 [26] zeigen konnte, wird der Argonlaser nicht mehr häufig verwendet. In Einzelfällen lassen sich aber auch mit diesem Laser gute Ergebnisse erzielen, vor allem bei der Behandlung von N. flammei und planen Hämangiomen. Der Zeitaufwand ist aber vergleichsweise hoch, und das Risiko der Narbenbildung ist deutlich höher als beim gepulsten Farbstofflaser [18]. Das Behandlungsergebnis mit dem Argonlaser wird um so besser, je dunkler die Gefäßveränderungen sind. Daher lassen sich hellrote Feuermale und beginnende hellrote Hämangiome des Säuglings- und Kindesalters mit dem Argonlaser nicht behandeln, sondern fast ausschließlich nur Feuermale im Erwachsenenalter [12].

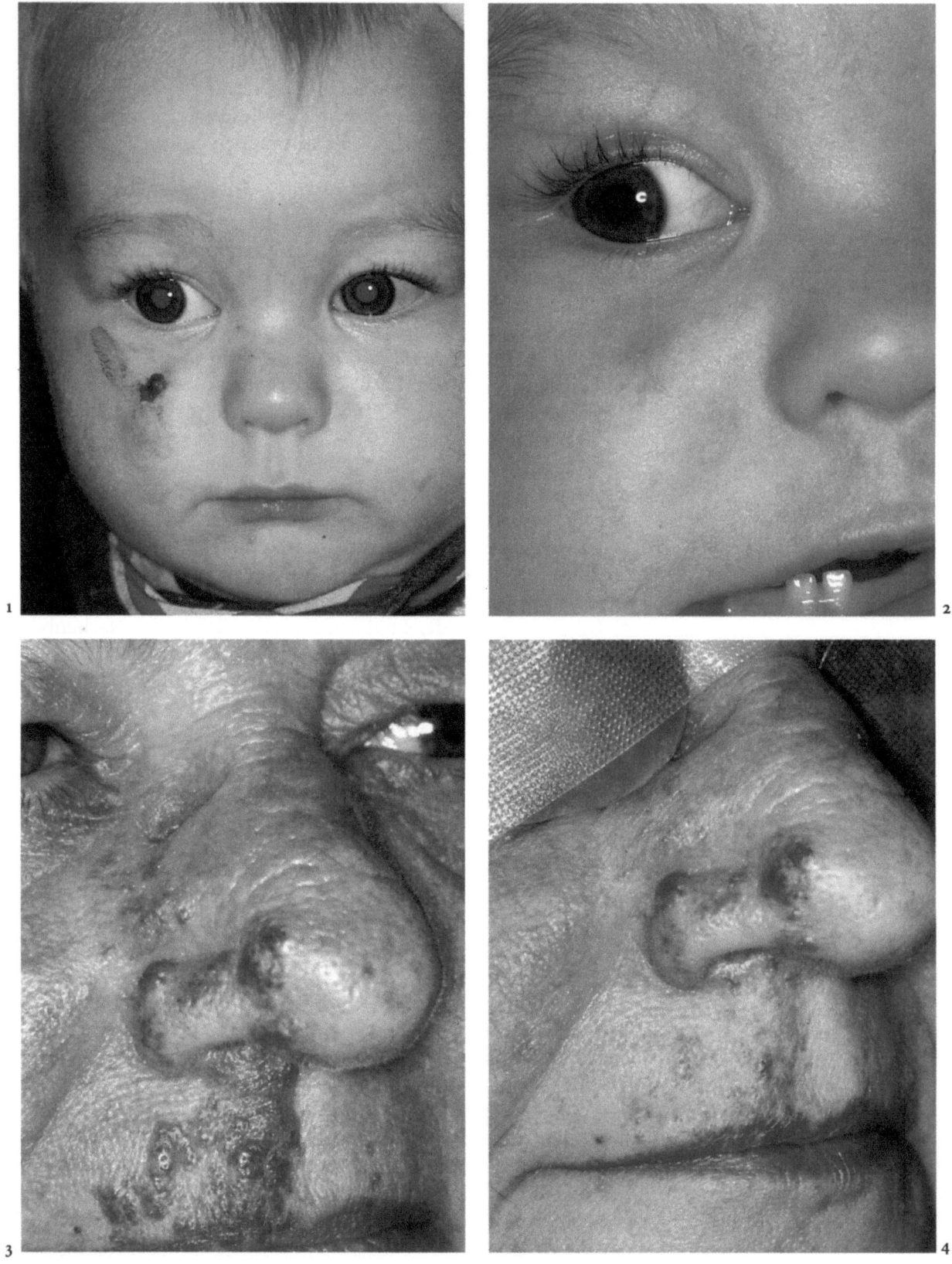

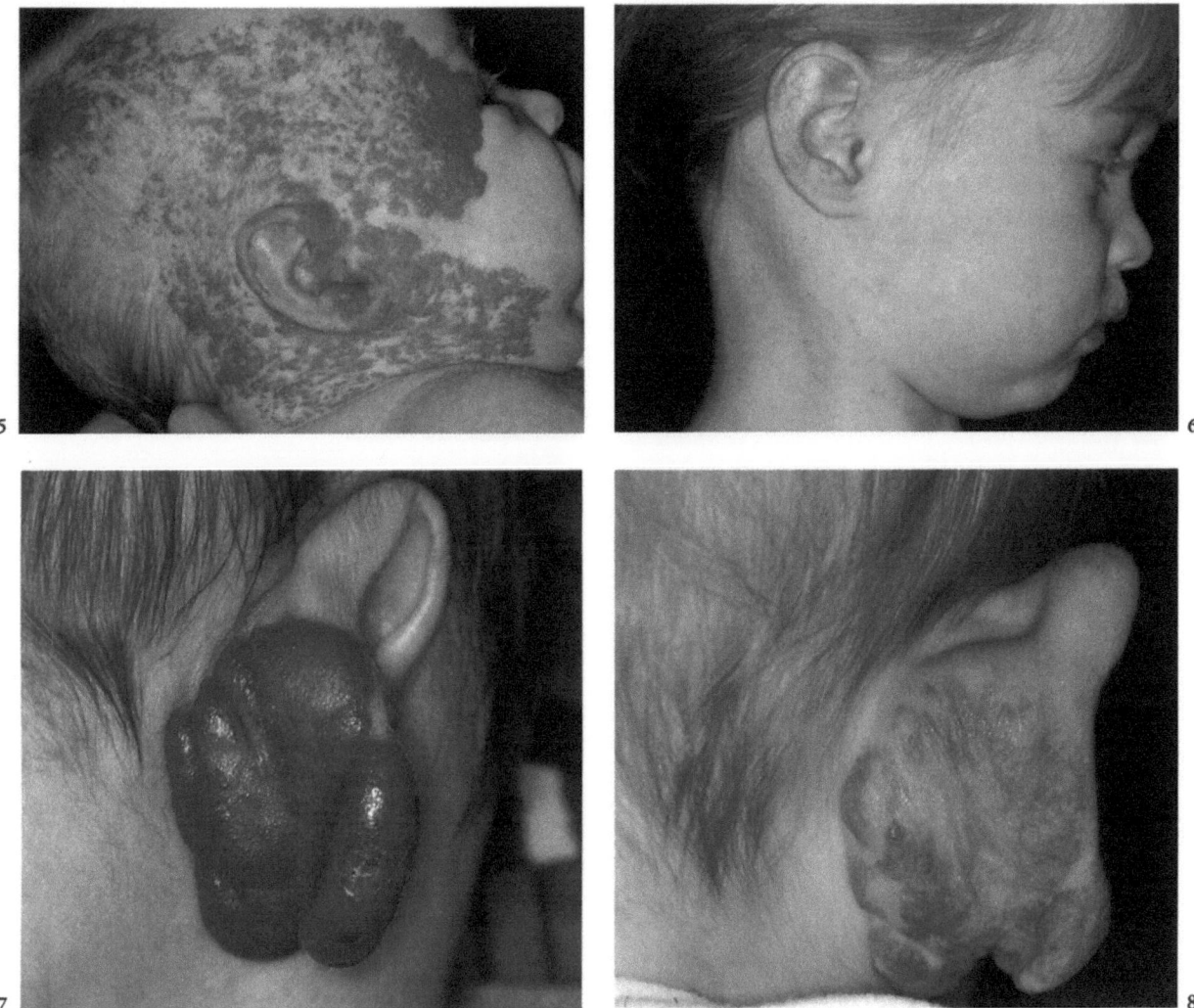

Abb. 1, 2. Wiederholt blutende Hämangiome sollte man immer therapieren. In diesem Fall sehen wir ein blutendes Hämangiom vor und 10 Tage nach einer Argonlasertherapie

Abb. 3, 4. Naevi flammei können mit zunehmendem Alter angiomatöse Anteile bekommen. In diesem Fall wurde vor Jahren eine aufwendige Argonlasertherapie durchgeführt. Heute kann man die planen Anteile mit dem Farbstofflaser und die nodösen Anteile mit dem Nd.:YAG-Laser therapieren. Eine weitere Alternative wäre heute in diesem Fall die Photodermtherapie

Abb. 5, 6. Plane Hämangiome lassen sich sehr erfolgreich mit dem Farbstofflaser therapieren

Abb. 7, 8. Hämangiome mit großen kutanen Anteilen können nur über Jahre in vielen Sitzungen erfolgreich mit dem Nd.:YAG-Laser therapiert werden. Auch hier stellt das Photoderm eine ganz neue Therapiealternative dar

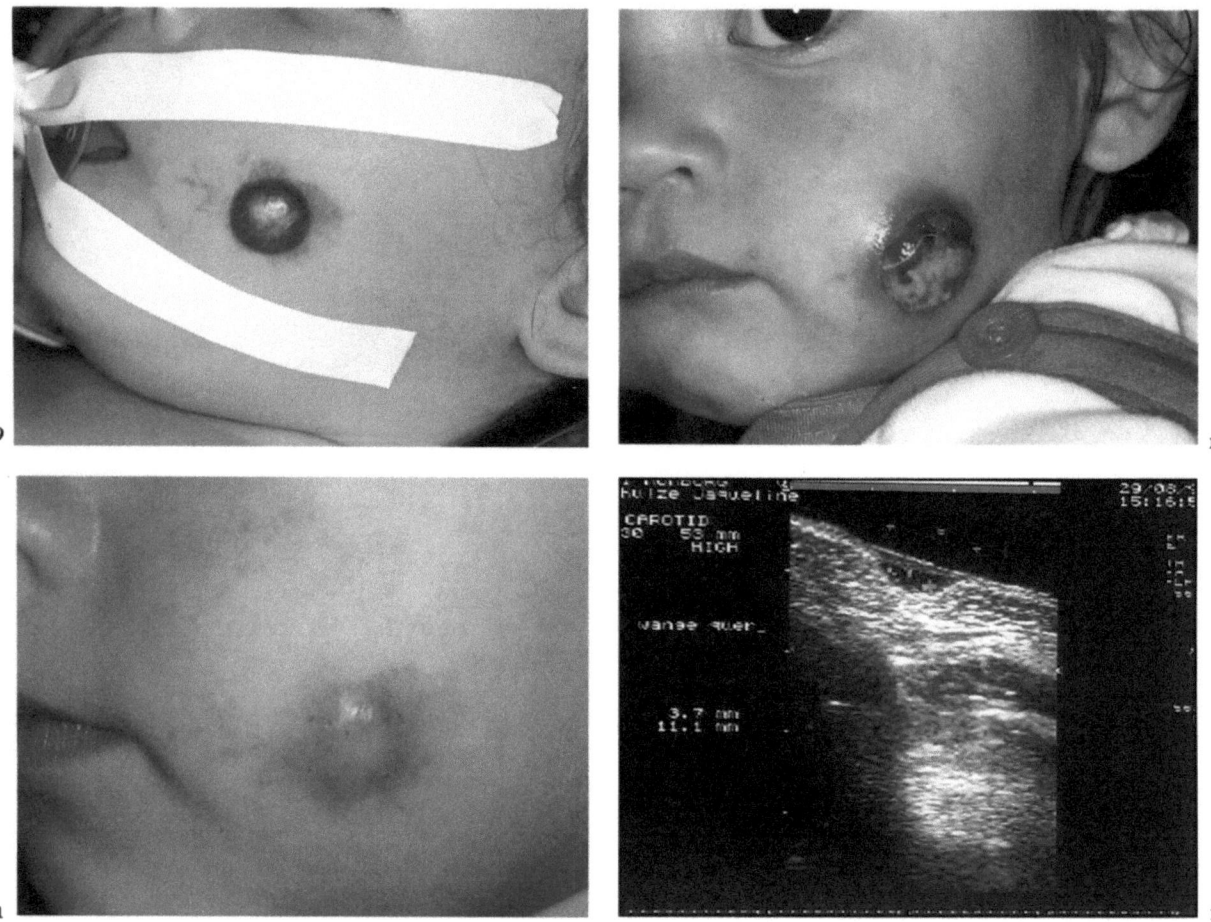

Auch der Kohlendioxidlaser (CO2-Laser) wirkt im Dauerstrichmodus unspezifisch. Durch die hohe Leistungsdichte und die sehr hohe Absorption in den obersten Schichten der Haut kann mit diesem Laser Gewebe durch Vaporisierung abgetragen werden, wobei die umgebende Haut nur in einer relativ schmalen Koagulationszone in Mitleidenschaft gezogen wird. Dieser Laser läßt sich sehr gut für die Behandlung oberflächlicher Hautveränderungen einsetzen, wie z.B. für Warzen oder aktinische Keratosen. Für die Behandlung von Hämangiomen spielt er keine Rolle.

Zu den Lasergeräten der 2. Gruppe gehören gepulste Farbstofflaser, gepulste CO2-Laser, Erbium:YAG-Laser (Er:YAG), gepulste Rubin-, gepulste Nd:YAG- sowie gepulste Alexandritlaser. Bei einem Teil dieser Geräte läßt sich die Wellenlänge in einem bestimmten Bereich variieren (Farbstoff-, Alexandrit-, Nd: YAG-Laser), die Pulslänge dagegen ist, von Ausnahmen abgesehen, fixiert. Besonders gefäßselektiv wirken der gepulste Farbstofflaser mit einer Wellenlänge um 585 nm und einer Pulsdauer von ca. 400 µs. Am Beispiel der Naevi flammei und der planen Hämangiome wird aber deutlich, daß der ursprünglich als optimal ange-

Abb. 9-12
Auch die Lasertherapie von Hämangiomen erfordert eine gute Nachsorge, sonst kann es wie in diesem Fall zu einer starken Entzündung kommen. Zudem zeigt dieser Fall, daß tiefe subkutane Hämangiomanteile mit dem Nd.:YAG-Laser nicht ausreichend oberflächlich behandelt werden können. Hier wäre eine intrafokale Lasertherapie erfolgreicher gewesen

KAPITEL 6 Lasertherapie von Hämangiomen

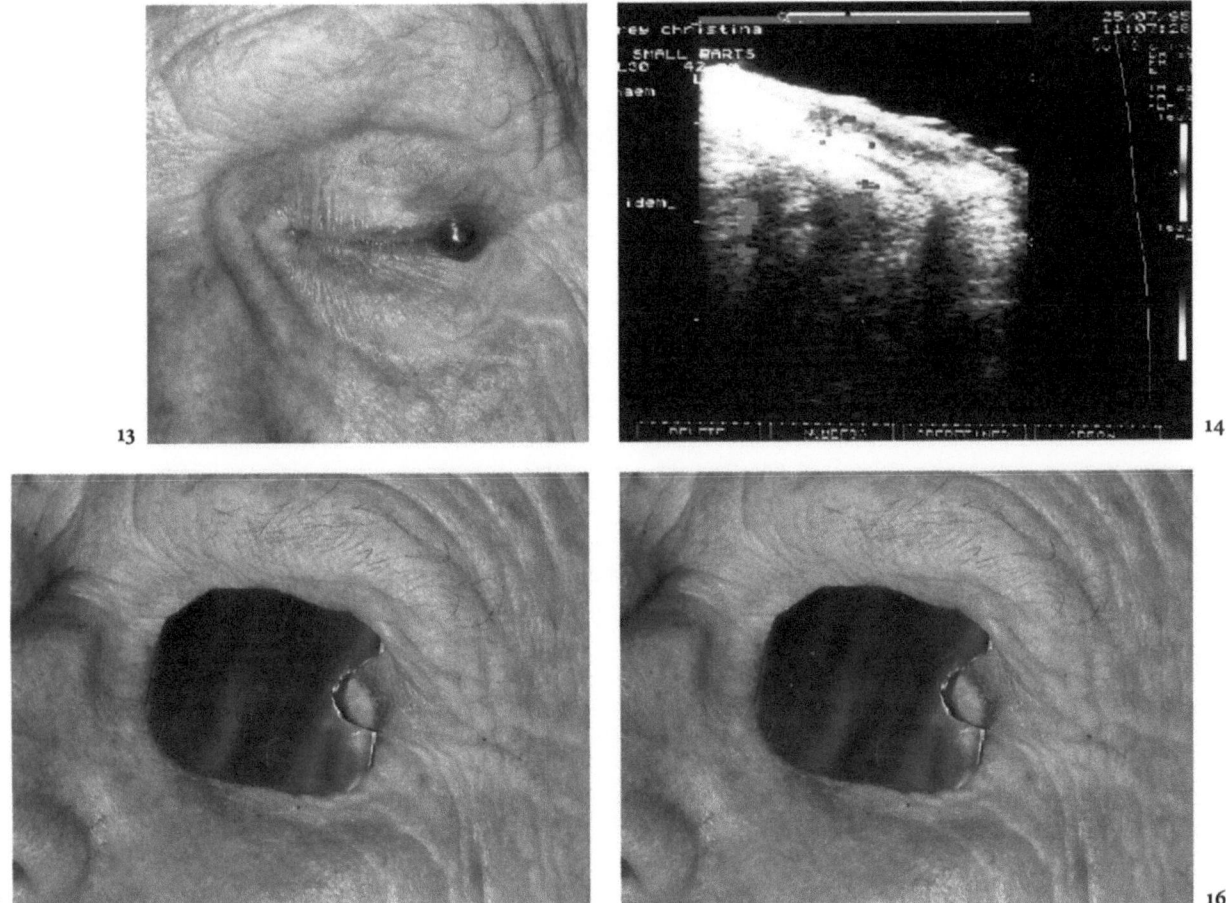

Abb. 13-16
Auch augennahe Angiome, hier mit sonographisch kleinem Durchmesser, können sehr gezielt und erfolgreich therapiert werden

sehene gepulste Farbstofflaser [15, 16, 28] nicht in allen Fällen ein befriedigendes Ergebnis bringt, sondern dem cw-Argonlaser und den blitzlampengepumpten, hochenergetischen Lichtquellen (Photoderm) [22] unterlegen ist. Weniger selektiv auf Gefäße wirken gepulste und frequenzverdoppelte Nd:YAG-Laser, nicht zuletzt wegen der sehr kurzen Impulse im Bereich von Nanosekunden. Die ebenfalls ablativ wirkenden UV-Eximer-Laser werden wegen ihrer – je nach Wellenlänge – ausgeprägten mutagenen Wirkung wohl kaum Eingang in die dermatologische Therapie finden [22] (s. auch die neue Nomenklatur nach Cremer in Kap. 3).

Bei CO_2-Lasern lassen sich kurze Einwirkungszeiten (unter 1 ms) entweder durch einen kurzen Puls hoher Leistung bei ausreichender Spotgröße erzielen, oder mit Hilfe eines Scanners. Der Scanner führt den fokussierten Laserstrahl in Bruchteilen von Sekunden über eine bestimmte Fläche. In beiden Fällen wird nur wenig Energie in das periläsionale Gewebe transportiert, so daß die thermische Wirkung gering ist [9]. Für die Therapie von Hämangiomen sind diese Methoden nicht geeignet, nur bei der Therapie von Angiokeratomen ist der Einsatz sinnvoll. Diese La-

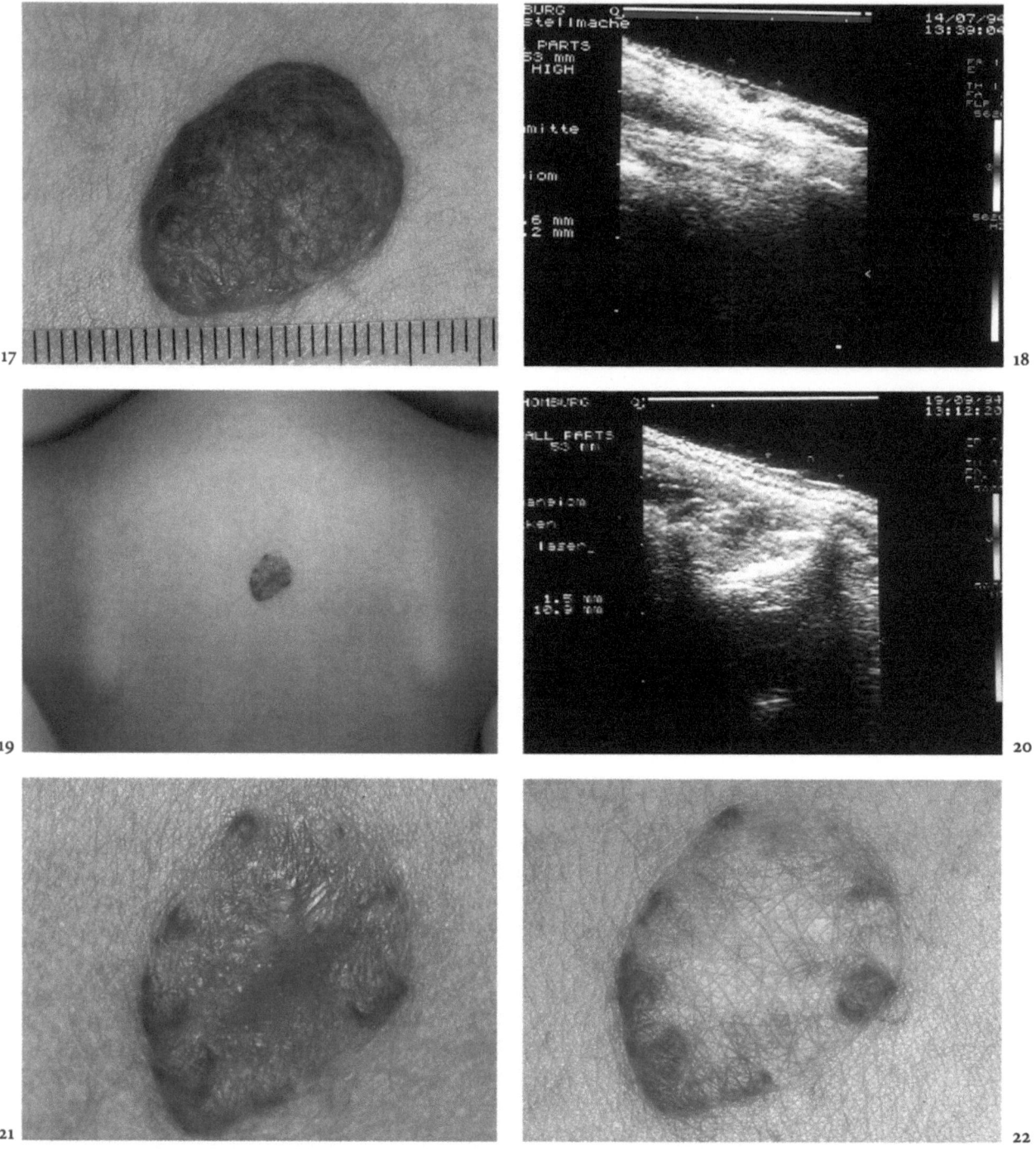

Abb. 17-22. Dieses Hämangiom zeigte im 3. Lebensjahr nur eine geringe Regression mit weiterhin bestehender Vaskulariation in der Sonographie. Nach einmaliger Nd.:YAG-Therapie zeigt sich anfangs eine narbige Rückbildung. Bei guter Wund- und Narbenpflege stabilisiert sich die Hautstruktur wieder vollkommen. Die Hämangiomreste im Randbereich können in einer zweiten Sitzung problemlos therapiert werden

Kapitel 6 Lasertherapie von Hämangiomen

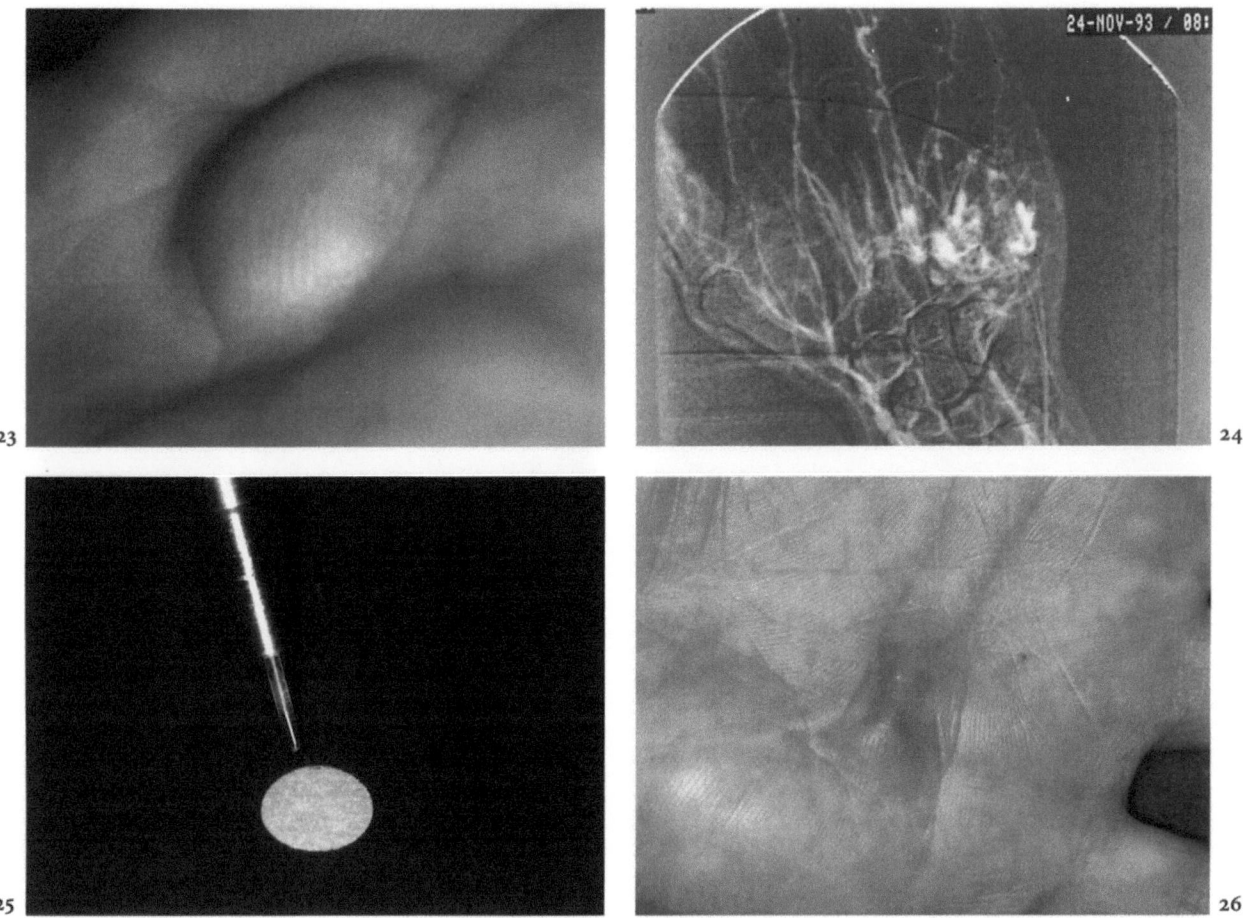

Abb. 23-26
Rein subcutane Angiome lassen sich erfolgreich mit einer intrakutanen Nd.:YAG-Therapie behandeln. Dabei wird mit der nadelartigen Barefiber direkt im Tumor gelasert

ser spielen vor allem beim Glätten von Falten, dem sogenannten „Skin Resurfacing" eine Rolle [23]. Einen ähnlichen Einsatzbereich hat der Er:YAG-Laser.

Für die Behandlung von Gefäßveränderungen mittels Laser kann eine einfache Gliederung in 3 Gruppen als Entscheidungshilfe dienen. Unterschieden werden:

- kutane,
- kutan-subkutane und
- subkutane Hämangiome.

Diese Einteilung ist in vielen Fällen klinisch möglich. Um eine objektive Beurteilung von Größe und Vaskularisation zu erzielen, empfiehlt es sich jedoch, vor der Wahl einer Lasermethode, eine farbkodierte Duplexsonographie durchzuführen. Leider wird dies im klinischen Alltag viel zu wenig durchgeführt, was häufig zu schlechten Therapieergebnissen führt.

In den Abb. 33-35 ist ein kutan-subkutanes Hämangiom dargestellt, das mit dem Nd:YAG-Laser extern unter Kühlung thera-

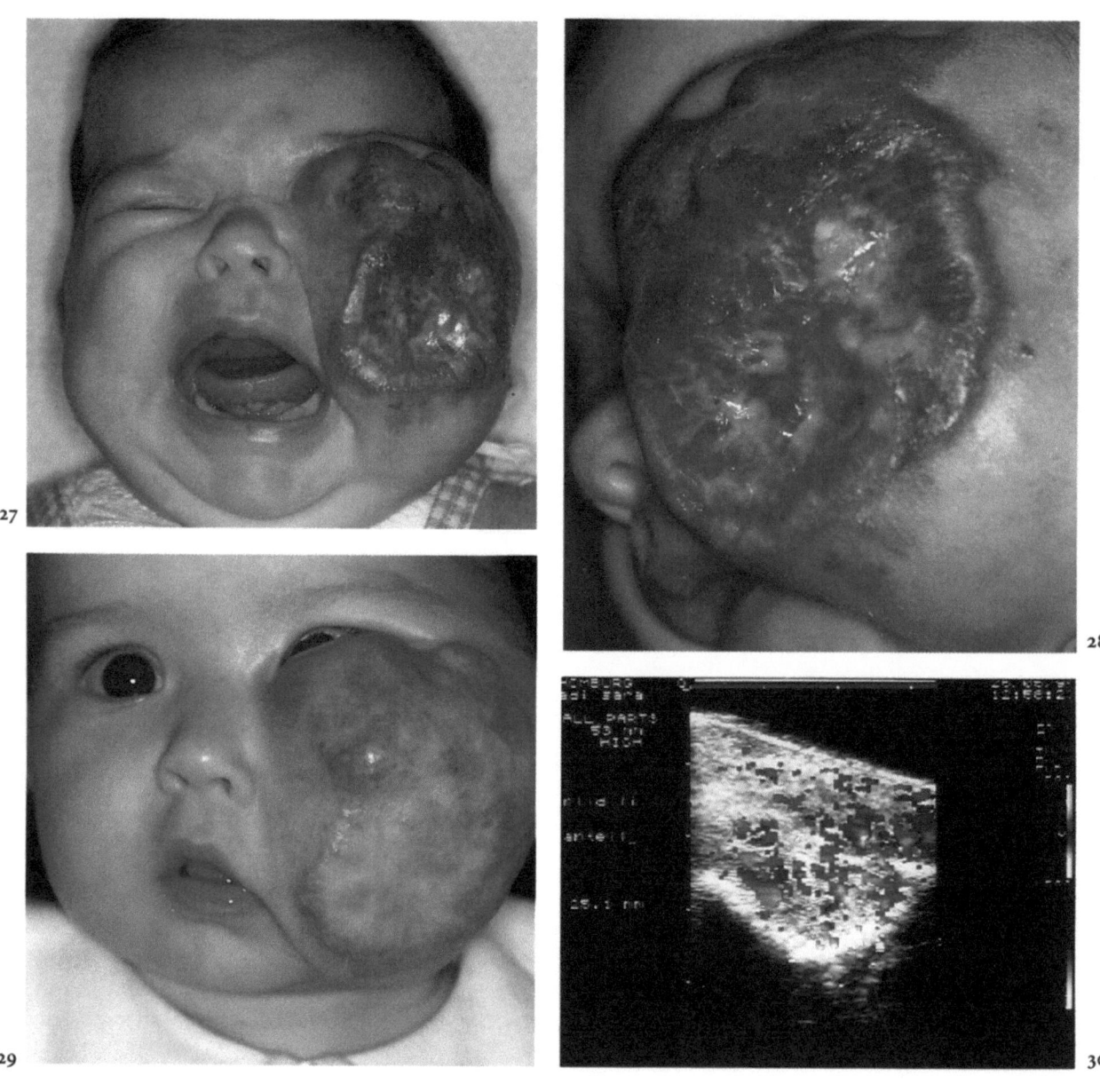

Abb. 27–32. Bei einem massiven Tumorwachstum müssen Lasertherapie, Kortisontherapie und plastisch-chirurgische Maßnahmen kombiniert werden

piert wurde. Bei der auf ca. 8 mm beschränkten Eindringtiefe bleiben, wie dies die Sonographie zeigt, unbehandelte subkutane Anteile übrig. Hier wäre nach heutigem Wissenstand die intrafokale Nd:YAG-Lasertherapie oder die Photodermtherapie erfolgreicher [14, 29].

Kutane Hämangiome im Anfangsstadium oder in rein planer Ausprägung verhalten sich in der Therapie wie Naevi flammei. Zur Therapie wird in diesen Fällen bevorzugt der gepulste Farbstofflaser mit einer Wellenlänge von 585 nm und einer Pulsdauer von etwa 400 µs eingesetzt. Nicht so gut wirksam sind frequenzverdoppelte Nd:YAG-Laser mit einer Wellenlänge von

KAPITEL 6 Lasertherapie von Hämangiomen 75

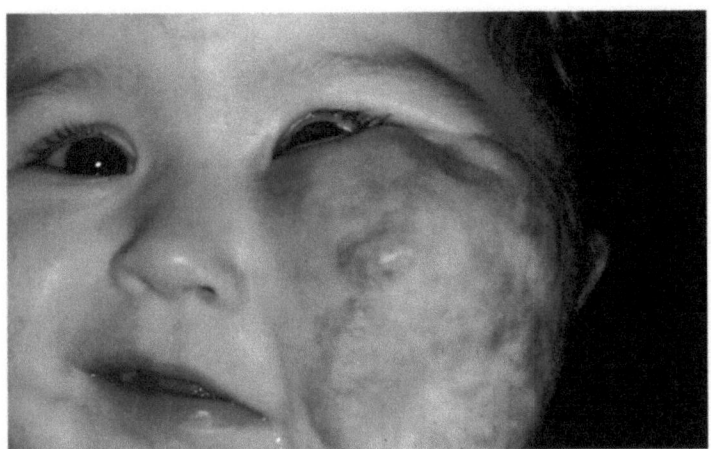
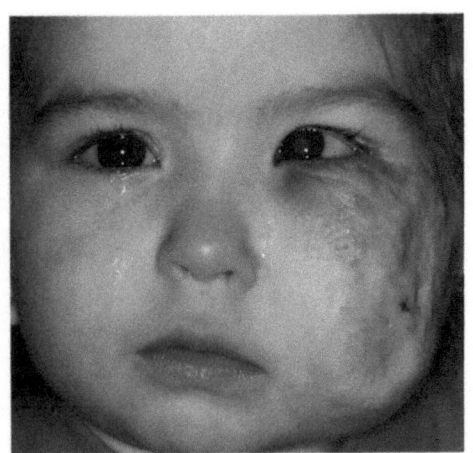

31

32

532 nm und Kupferdampflaser [17, 19]. Beim gepulsten Farbstofflaser wird mit einer Energiedichte von 5-8 J/cm² behandelt, wobei je nach Farbe 3-5, in Einzelfällen auch noch mehr Behandlungen im Abstand von 8-12 Wochen erforderlich sind [1, 12, 15, 24, 26, 28]. Nicht alle Gefäßveränderungen sprechen gleichermaßen gut auf die Behandlung mit diesem Lasertyp an [2, 11, 13]. In diesen Fällen empfiehlt sich ein Behandlungsversuch mit dem Photoderm, mit Argon- oder Kupferdampflasern. Auch gepulste Farbstofflaser sind nicht frei von unerwünschten Wirkungen [30]. Gelegentlich kommt es zu posttherapeutischen Schmerzen, flächigen Entzündungen bis hin zu impetigoartigen Krustenbildungen, Hypo- und Hyperpigmentierungen, sowie atrophen und hypertrophen Narben.

Mehr als 0,5 cm dicke kutane Hämangiome lassen sich wegen der geringen Eindringtiefe des Farbstofflasers mit diesem Lasersystem nicht erfolgreich behandeln. Bei dicken kutanen und bei den subkutan-kutanen Hämangiomen empfiehlt sich die Nd:YAG-Lasertherapie unter Oberflächenkühlung. Therapie der Wahl für diese Fälle ist jedoch die Photodermtherapie, bei der über einen Wechsel der Filter die Eindringtiefe von kutanen bis zu subkutanen Anteilen reguliert werden kann. Zudem zeigt das Photoderm eine relativ gefäßselektive Wirkung.

Bei rein subkutanen Hämangiomen empfiehlt sich nur die interstielle Nd:YAG-Lasertherapie. Falls diese Formen ultraschallkontrolliert keine starke Wachstumstendenz zeigen, ist auch nur eine engmaschige Verlaufskontrolle sinnvoll. Bei starkem Wachstum oder bei Problemlokalisationen, z.B. im Gesicht, muß eine Kombinationsbehandlung von Laser und Kortison in Erwägung gezogen werden.

Zusammenfassend muß auch für die Lasertherapie von Hämangiomen noch einmal darauf hingewiesen werden, daß in Gefahrenzonen wie Gesicht und Genitale so früh wie möglich be-

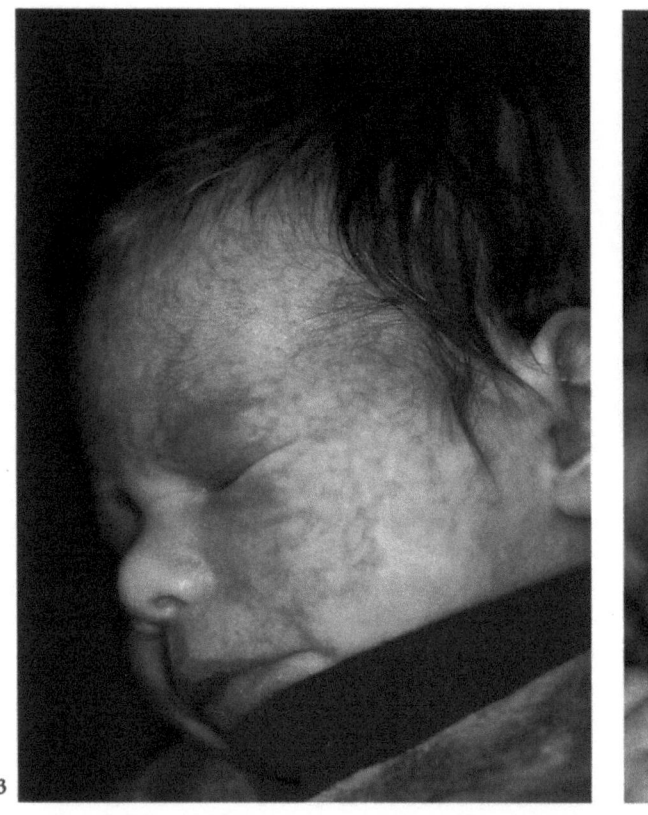

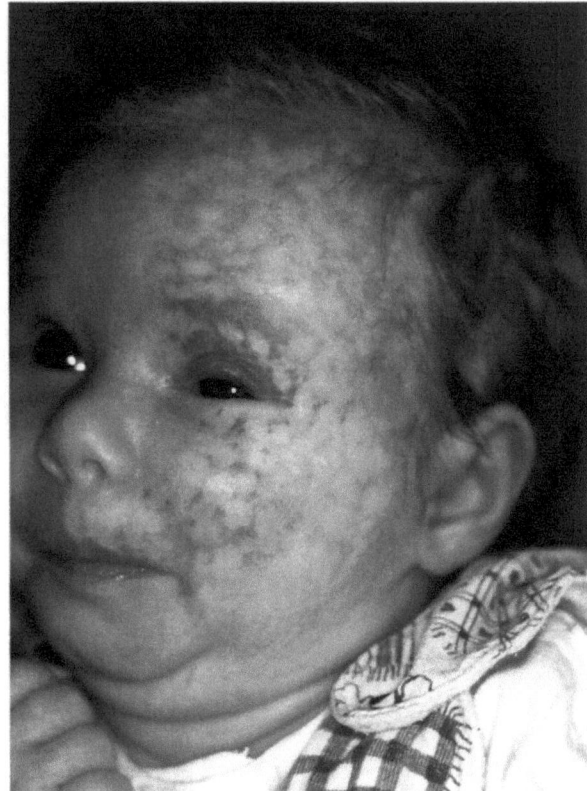

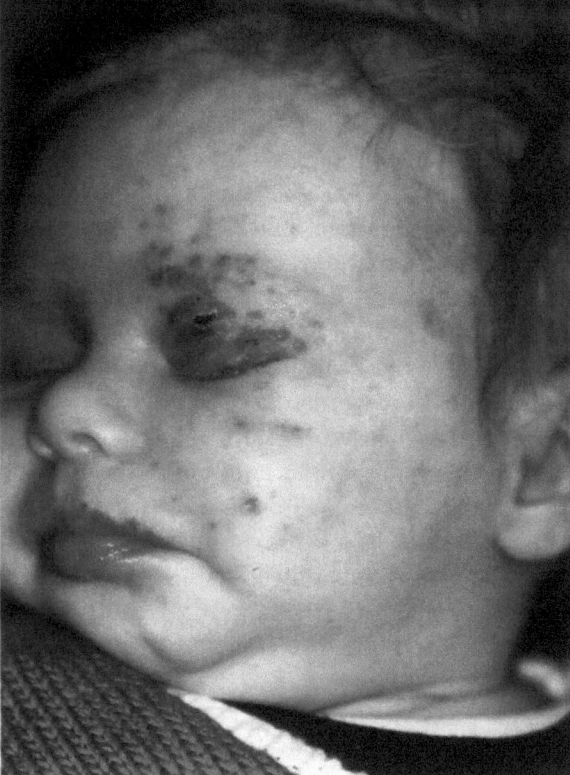

Abb. 33-35. Kutan-subkutanes Hämangiom, das mit dem Nd:YAG-Laser extern unter Kühlung therapiert wurde

handelt werden muß. Je kleiner die Hämangiome sind, desto einfacher und erfolgreicher ist die Therapie. Bei unproblematischen Lokalisationen, wie z.B. am Stamm, stellt eine Wachstumsprogredienz eine Indikation zur Therapie dar.

Wichtig ist nach jeder Laserbehandlung eine adäquate Nachsorge mit Externa, damit sich die Haut zwischen den Lasersitzungen gut regenerieren kann. Eine Sonnenexposition sollte für 2-4 Wochen vermieden werden.

Literatur

1. Ashinoff R, Geronemus RG (1991) Capillary hemangiomas and treatment with the flashlamp-pumped pulsed dye laser. Arch Dermatol 127: 202–205
2. Ashinoff R, Geronemus RG (1993) Failure of the flashlamp-pumped pulsed dye laser to prevent progression to deep hämangioma. Pediatr Dermatol 10: 77–80
3. Bahmer FA, Seipp W (1996) Dermatologische Lasertherapie. Eine praxisorientierte Einführung. Wiss Verlag Stuttgart
4. Bahmer FA (1991) The Neodymium YAG Laser in Dermatology. In Steiner R, Kaufmann R, Landthaler M, Braun-Falco O (Eds) (1991) Lasers in Dermatology, Springer, Berlin Heidelberg, 73–81
5. Bahmer FA, Bauer J (in press) Direkte Bestimmung des mit dem Nd-YAG-Laser bestrahlten Gewebevolumens (Laser Absorptive Dose; LAD): Eine stereologische Studie an humaner Haut unter Verwendung des Prinzips von Cavalieri. Lasermedizin
6. Berlien HP, Cremer H, Djawari D, Grantzow R, Gubisch W (1994) Leitlinien zur Behandlung angeborener Gefäßkrankheiten. Pädiatr Praxis 46: 87–92
7. Brunner R, Haina D, Landthaler M, Waidlich W, Braun-Falco O (1986) Applications of laser lights of low power density. Experimental and clinical investigation. Curr Probl Dermatol 15: 111–116
8. Dinstl K, Fischer P (1981) Der Laser, Grundlagen und klinische Anwendung. Springer, Berlin
9. Fitzpatrick RE, Goldmann MP (1997) CO2-Laser surgery. In: Goldmann MP, Fitzpatrick RE: Cutaneous laser surgery. Mosbym, St. Louis, pp: 198–247
10. Fuchs P, Berlien HP, Philipp C (1996) Stellenwert des Lasers in der Medizin. In Reidenbach HD: Lasertechnologien und Lasermedizin. Stand und Perspektiven. Ecomed, Landsberg
11. Garden JM, Bakus AD (1993) Clinical efficacy of the pulsed dye laser in the treatment of vascular lesions. J Dermatol Surg Oncol 19: 321–329
12. Garden JM, Bakus AD, Paller AS (1992) Treatment of cutaneous hemangiomas by the flashlamp-pumped pulsed dye laser: prospective analysis. J Pediatr 120: 555–560
13. Geronemus RG (1993) Pulsed dye laser treatment of vascular lesions in children. J Dermatol Surg Oncol 19: 303–310
14. Goldmann MP, Eckhouse S, ESC Medical Systems (1996) LTD Photoderm VL Cooperative study group. Dermatol Surgery 22. 323-330
15. Hellwig S, Petzoldt D, Raulin C (1997) Der gepulste Farbstofflaser- Möglichkeiten und Grenzen. Hautarzt 48: 536–540
16. Hohenleutner U, Bäumler W, Karrer S, Michel S, Landthaler M (1996) Die Behandlung kindlicher Hämangiome mit dem blitzlampen-gepulsten Farbstofflaser. Hautarzt 47: 183–189
17. Jackson B, Arndt AK, Dover JS (1996) Are all 585 nm pulsed dye lasers equivalent ? J. Am Acad Dermatol 34: 1000-1004

18. Landthaler M, Hohenleutner U, Donhauser G, Braun-Falco O (1991) The Argon laser in Dermatotherapy. In: Steiner R, Kaufmann R, Landthaler M, Braun-Falco O (eds) (1991) Lasers in Dermatology. Springer, Berlin, Heidelberg
19. Linsmeier-Kilmer S, Rox Anderson R (1993) Clinical use of the Q-Switched Ruby and the Q-Switched Nd YAG (1064 nm and 532 nm) lasers for treatment of tattoos. J Dermatol Surg Oncol 19: 330–338
20. Müller G, Berlien HP (1996) Fortschritte in der Lasermedizin, 13. Ecomed, Landsberg
21. Niemz MH (1996) Laser-tissue interactions. Fundamentals and applications. Springer, Berlin
22. Raulin C, Hellwig S (1996) Möglichkeiten und Grenzen des gepulsten Farbstofflasers. Zeitschr f Haut- und Geschl 71: 96–102
23. Raulin C, Petzoldt D, Hellwig S (1996) Entfernung von Falten und Aknenarben mit dem ultragepulsten CO_2-Laser. Hautarzt 47: 443–336
24. Sherwood K A, Tan OT (1990) The treatment of capillary hemangioma with the flashlamp-pumped pulsed dye laser. J Am Acad Sci 22: 136–137
25. Steiner R, Kaufmann R, Landthaler M, Braun-Falco O. (eds): Lasers in Dermatology. Springer, Berlin
26. Strempel H, Klein G (1983) Über einen neuen Ansatz in der Lasertherapie des Naevus flammeus. Z Hautkr 58: 967–974
27. Sutter E, Schreiber P, Ott G (1989) Handbuch Laser-Strahlenschutz. Grundlagen, Vorschriften, Schutzmaßnahmen. Springer, Berlin
28. Tan OT (1992) Management and treatment of benign cutaneous vascular lesions . Lea & Febiger, Philadelphia
29. Werner JA, Lippert BM, Godbersen GS, Rudert H (1992) Die Hämangiombehandlung mit dem Neodym:Yttrium-Aluminium-Granat-Laser (Nd:YAG-Laser). Laryngo-Rhino-Otol 71: 388–395
30. Wlotzke U, Hohenleutner U, Abd-El-Raheem TA, Bäumler W, Landthaler M (1996) Side effects and complications of flashlamp-pumped pulsed dye laser therapy of port-wine stains. A prospective study. Br J Dermatol 134: 475–480

Behandlung von Hämangiomen mit dem PhotoDerm©VL

C. RAULIN, S. WERNER

Das PhotoDerm©VL ist eine hochenergetische Blitzlampe, die polychromatisches Licht aussendet und somit die Behandlung gutartiger vaskulärer Malformationen unterschiedlicher Tiefe und Ausdehnung erlaubt. Dabei werden Lichtstrahlen erzeugt, die in Wellenlänge, Impulsdauer und Impulssequenz variabel gestaltet werden können. Somit ist die nichtinvasive Behandlung einer großen Bandbreite vaskulärer Läsionen möglich.

Theoretischer Hintergrund

Das grundlegende Wirkungsprinzip des PhotoDerm©VL ist vergleichbar mit dem des gepulsten Farbstofflasers. Letzterer arbeitet nach dem Prinzip der selektiven Photothermolyse [1]. Licht erzeugt in ausgewählten Hautläsionen Hitze, die zu einer thermischen Schädigung führt, ohne das umliegende „normale" Gewebe zu zerstören.

Im Fall vaskulärer Hautveränderungen besteht das biologische Zielgewebe aus Blutgefäßen. Das Licht wird vom Blut in den Gefäßen absorbiert und in Wärmeenergie umgewandelt. Wird eine ausreichend hohe Temperatur in den Blutgefäßen erreicht, koaguliert das Blut, und die Gefäßwand wird thermisch geschädigt.

Um eine hohe Selektivität zu erreichen, müssen folgende Kriterien erfüllt sein:

1. Das applizierte Licht penetriert die Epidermis, ohne diese zu schädigen, und erreicht die Zielstrukturen.
2. Das Licht wird im Vergleich zur umliegenden Dermis bevorzugt vom Blut absorbiert.

Durch Veränderung der Wellenlänge, der Impulsdauer und Impulsfolge bietet das PhotoDerm©VL eine große Auswahl an Behandlungsparametern, durch die ein hoher Grad an Selektivität und Effektivität erzielt werden kann.

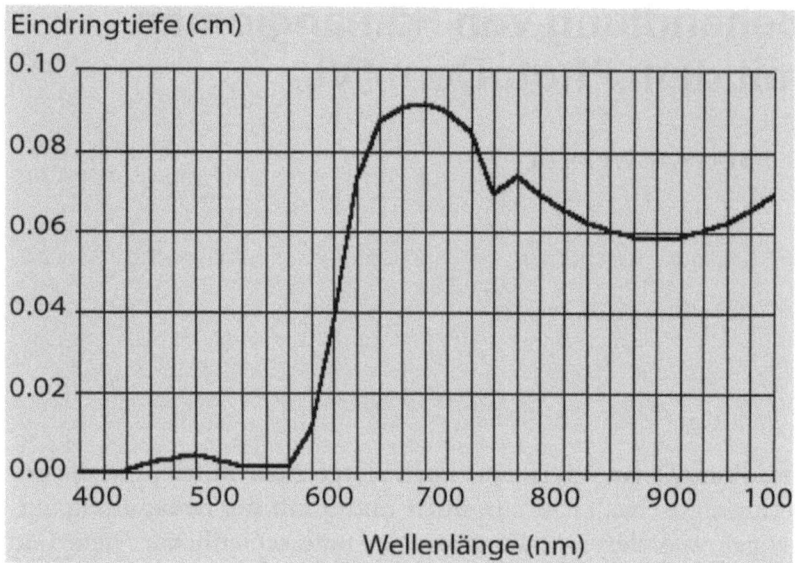

Abb. 1.
Eindringtiefe des Lichts in ein Hämangiom in Abhängigkeit von der Wellenlänge

Selektion der Wellenlänge

Das optische Verhalten des Blutes wird von den Eigenschaften des oxygenierten und desoxygenierten Hämoglobins bestimmt. Zwischen einer Wellenlänge von 400 bis etwa 620 nm besitzt Hämoglobin einen sehr hohen Absorptionskoeffizienten, der im längerwelligen Bereich abfällt und erst nahe der infraroten Wellenlängen (800-900 nm) wieder ansteigt. Das kurzwellige Licht (500-620 nm) wird von oberflächlich in der Haut liegenden Blutgefäßen vollständig absorbiert. Licht im Bereich von 620-1000 nm kann tiefer penetrieren und somit tieferliegende Blutgefäße erreichen (Abb. 1).

Das PhotoDerm©VL arbeitet im Gegensatz zu Lasersystemen mit inkohärentem Licht in einem kontinuierlichen Wellenlängenspektrum von 515-1200 nm. Es können 4 verschiedene Cut-off-Filter (515 nm, 550 nm, 570 nm, 590 nm) vorgeschaltet werden, die jeweils den kürzerwelligen Anteil des Lichts herausfiltern. Entsprechend der Tiefe der zu behandelnden Gefäßveränderungen kann somit der Wellenlängenbereich angepaßt werden [5,11].

Bedeutung der Impulsdauer und der Impulssequenz

Die Wärmeleitfähigkeit spielt eine wichtige Rolle im Rahmen der selektiven Photothermolyse. Die Dauer der Lichtimpulse sollte unter der thermischen Relaxationszeit der Blutgefäße liegen, um thermische Schädigungen des umliegenden Gewebes zu verhindern. Die Impulsdauer des PhotoDerm©VL ist variabel einstellbar

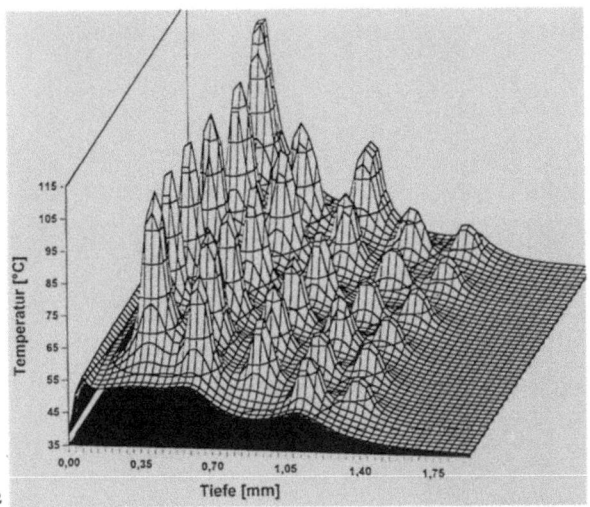
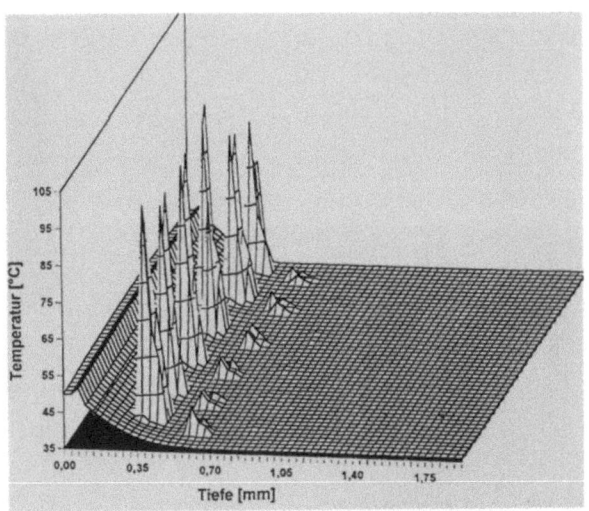

Abb. 2
Temperaturverteilung in einem 1,5 mm dicken Hämangiommodell nach Behandlung mit dem PhotoDerm®VL (triple pulse)

Abb. 3
Temperaturverteilung in einem 1,5 mm dicken Hämangiommodell nach Anwendung des gepulsten Farbstofflasers
(585 nm; single pulse)

zwischen 2 und 25 ms. Die thermische Relaxationszeit der Blutgefäße ist abhängig von deren Durchmesser: je größer das Gefäß, um so länger die Relaxationszeit.

Um das Prinzip der selektiven Photothermolyse zu bewahren, bietet das PhotoDerm®VL bei der Behandlung größerer Blutgefäße die Möglichkeit, Impulssequenzen mit ausreichend langen Pausen zu applizieren. Zweifach- und Dreifachimpulse erlauben durch das Splitten hoher Energiedichten eine schonende Behandlung kavernöser Hämangiome oder tieferliegender venöser Gefäßmißbildungen [5].

Bedeutung der Spotgröße

Die Geometrie der Belichtungsfläche spielt eine wichtige Rolle für das Penetrationsverhalten des Lichts. Wird Licht, wie beim Argon- oder Farbstofflaser, mit einer kleinen Spotgröße appliziert, dann zerfällt der Lichtstrahl schnell durch Streuung der Photonen. Somit können nur obere Hautschichten (hauptsächlich die Epidermis) erreicht werden. Die vom PhotoDerm®VL erzeugten Lichtimpulse haben eine Größe von 8 x 35 mm (= 2,8 cm²). Diese relativ große Fläche gewährleistet eine homogene Belichtung der Haut und ermöglicht eine tiefere Penetration.

Die Abbildungen 2 und 3 zeigen die Temperaturverteilung in der Haut bei Einsatz des PhotoDerm®VL (590 nm-Filter; Dreifachimpuls) im Vergleich zum gepulsten Farbstofflaser (Wellenlänge: 585 nm; Impulsdauer: 0,5 ms; Energiedichte 8 J/cm²) zur Behandlung eines 1,5 mm tiefen Hämangioms. Das Verteilungsmuster zeigt eindeutig die limitierte Penetrationstiefe des Farbstofflasers. Die Impulse des PhotoDerm®VL erzeugen dagegen auch in Gefäßen, die tiefer als 1 mm liegen, noch signifikant hohe

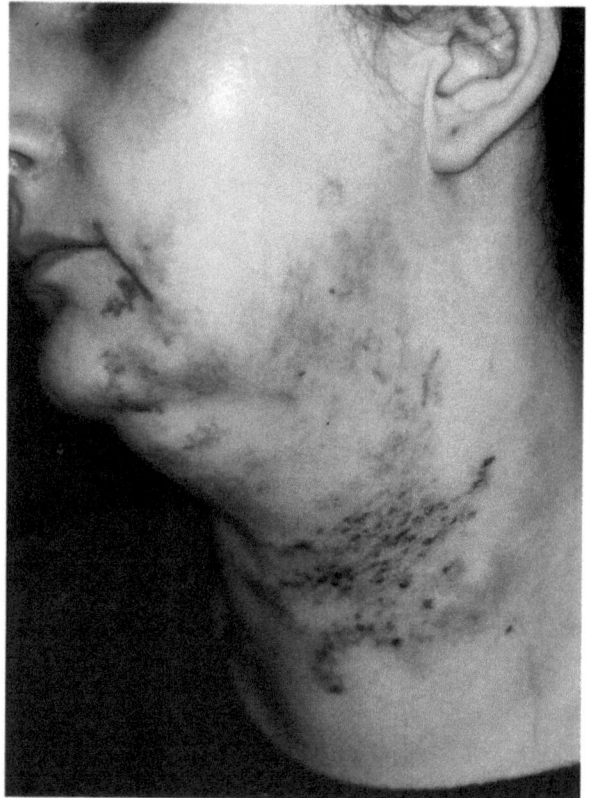

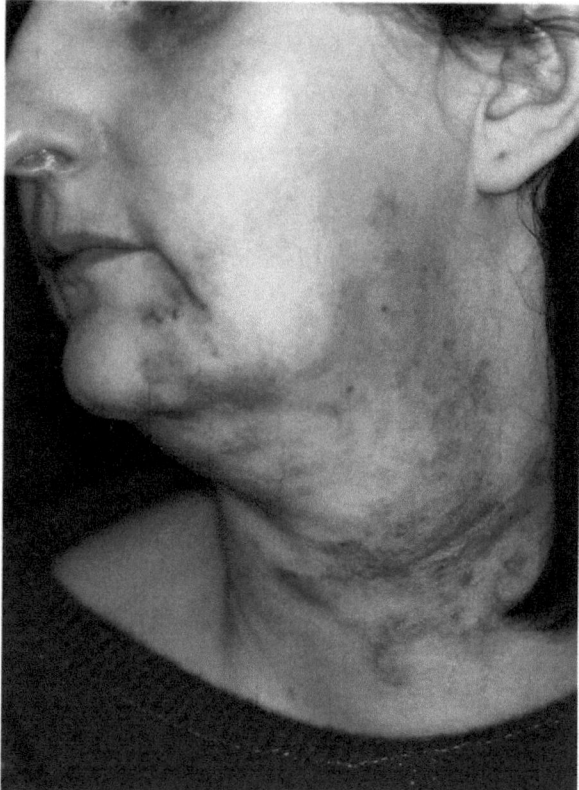

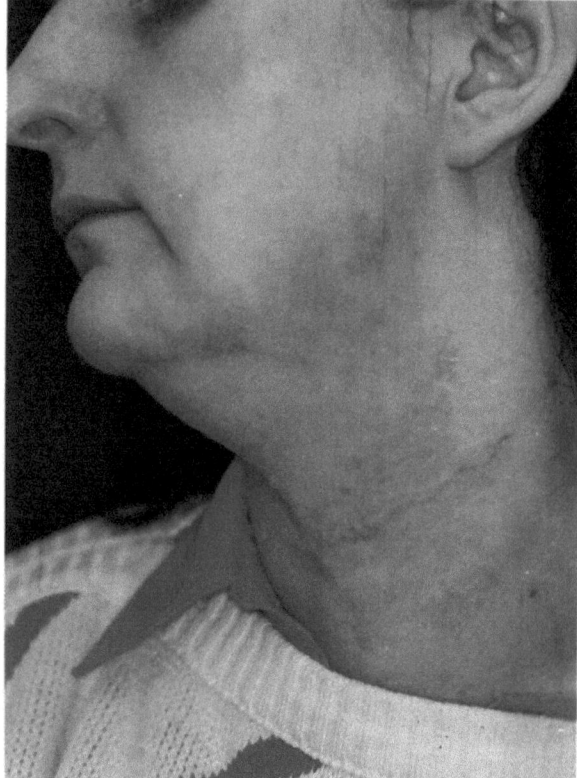

Abb. 4. Ausgedehnte venöse Malformation

Abb. 5. Zwischenbefund unmittelbar nach der ersten Sitzung mit dem Photoderm©VL

Abb. 6. Klinischer Aspekt nach 10 Behandlungen

Abb. 7
Vaskuläre Malformation am
Penisschaft

Abb 8
Befund nach 2 Behandlungen mit
dem PhotoDerm©VL

Abb 9
Vollständige Entfernung der
Gefäßläsion nach 4
PhotoDerm©VL-Sitzungen

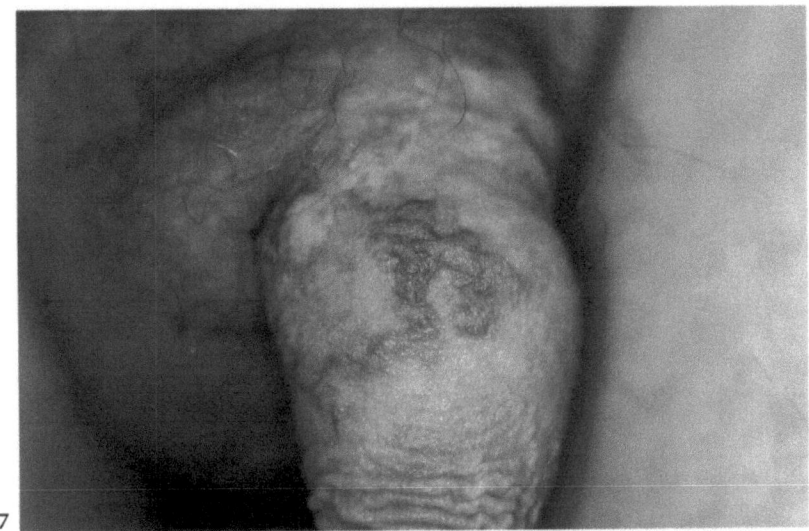

7

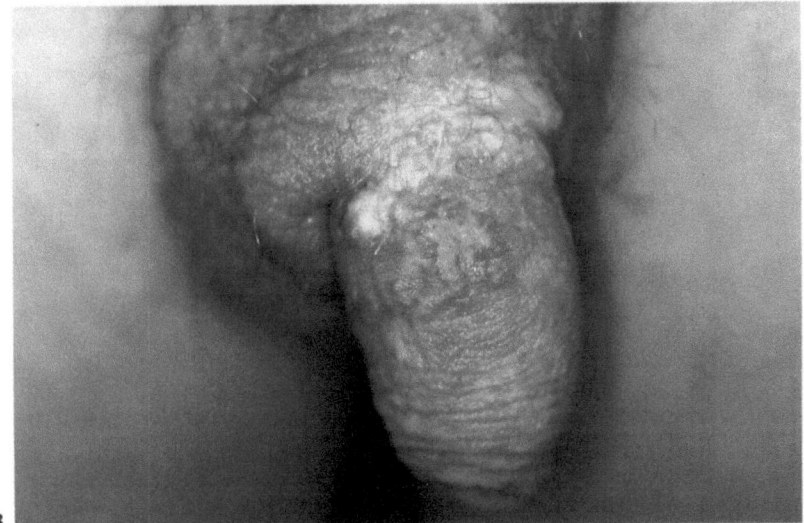

8

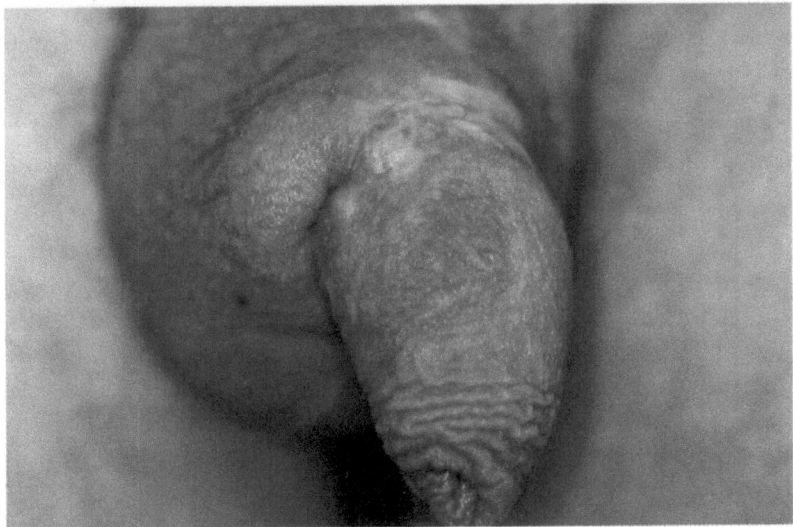

9

und für die Behandlung größerer Gefäße ausreichende Temperaturen.

Um Verbrennungen der Epidermis zu verhindern, ist vor dem Arbeiten mit dem PhotoDerm®VL eine ausreichende Applikation von Gel erforderlich.

Behandlung von Hämangiomen und venösen Malformationen

In der Behandlung kindlicher Hämangiome stehen verschiedene Therapiemöglichkeiten zur Verfügung. Kleine, flache, initiale kapilläre Hämangiome können mit dem gepulsten Farbstofflaser oder der Kontaktkryotherapie mit hervorragenden Resultaten behandelt werden [2, 3]. Größere Hämangiome, besonders solche mit tiefen kavernösen Anteilen, können jedoch durch den Einsatz des gepulsten Farbstofflasers oder anderer gepulster Laser kaum beeinflußt werden. Die relativ geringe maximale Eindringtiefe von Argonlaser und gepulstem Farbstofflaser (1 mm bzw. 1,2 mm) ermöglicht lediglich eine Aufhellung der kapillären Anteile eines Hämangioms [10].

Für tiefliegende oder stark elevierte Hämangiome kommen die interstitielle Nd:YAG-Lasertherapie, ggf. in Kombination mit einer systemischen Kortikoidbehandlung, oder eine chirurgische Intervention in Betracht [12].

Die Behandlung ausgedehnter und tiefsitzender venöser Gefäßmißbildungen gestaltet sich oft schwierig und unbefriedigend. Zu den bisherigen Methoden zählen, neben der chirurgischen Exzision, der systemischen, hochdosierten Glukokortikoidtherapie und der mechanischen Kompressionstherapie, die Sklerosierung und — in einigen seltenen Fällen — die Radiatio [4].

Mit der Entwicklung des PhotoDerm®VL bietet sich eine nichtinvasive Behandlungsmöglichkeit kavernöser Hämangiome und venöser Malformationen an. Variable Impulszeiten ermöglichen eine selektive Behandlung größerer und tiefsitzender Gefäße, ohne das angrenzende Gewebe thermisch zu schädigen.

Es können Einfach-, Zweifach- und Dreifachimpulse appliziert werden. Die Impulssequenzen mit ausreichend langen Pausen zwischen den einzelnen Impulsen lassen ein Arbeiten mit hohen Energien (bis 90 J/cm^2) zu. Diese sind notwendig, um eine Koagulation des Blutes innerhalb von kavernösen Hämangiomen oder ausgedehnten venösen Malformationen zu gewährleisten. Besonders hohe Energien können unter Nutzung des Long-Pulse-Modus bei Vorschaltung des 590 nm-Filters erreicht werden.

Bei der Behandlung gutartiger tieferliegender Gefäßmißbildungen wird der Einsatz des 570 nm- und des 590 nm-Filters empfohlen. Im Gegensatz zum 515 nm- und 550 nm-Filter dringt das längerwellige Licht tiefer in die Haut ein und erreicht die zu therapierenden dermalen Blutgefäße.

Die Energiedichten sind abhängig von der Dicke des Hämangioms bzw. Gefäßes. Sie liegen zwischen 30 und 85 J/cm². Bei Verwendung hoher Energien ist auf eine ausreichende Gelapplikation auf die Hautoberfläche zu achten, da sonst Verbrennungen resultieren können.

Ein Vorteil des PhotoDerm®VL liegt in der Größe des in das Handstück eingefaßten Applikators. Mit einem Impuls wird somit ein Hautareal von 2,8 cm² behandelt. Vergleichsweise beträgt die behandelte Fläche bei Anwendung des gepulsten Farbstofflasers 0,1-0,8 cm², beim Argonlaser sogar nur 0,03 cm² [7].

Während der Anwendung des PhotoDerm®VL wird ein zunächst nadelstichartiger, später leicht brennender Schmerz wahrgenommen, der von jungen Säuglingen schnell wieder vergessen wird. Bei größeren Säuglingen und Kleinkindern mit Hämangiomen wird die Behandlung aus einer ablehnenden Erwartungshaltung heraus und durch das bewußte Schmerzempfinden oft problematisch. In diesen Fällen sollte bereits ab der ersten Behandlung ein Lidocain-Prilocain-haltiges Lokalanästhetikum (Emla®) verwendet werden. Zur postoperativen Schmerzlinderung genügt in der Regel das Auflegen von Kühlkissen.

Nach der Behandlung oberflächlicher Gefäße tritt ein Erythem auf, das bis zu 48 h persistieren kann. Bei hohen Energien und kurzen Impulszeiten kann es gelegentlich zu Schwellungen und zur Bildung eines Hämatoms kommen [6]. Einige Tage nach der Behandlung tieferliegender Gefäßprozesse ist vereinzelt eine mehr oder weniger stark ausgeprägte Krustenbildung nachweisbar. Nach 7-12 Tagen kommt es zur Abstoßung der Krusten. Selten sind Ulzerationen mit Einschmelzung umschriebener Hämangiomanteile zu beobachten. Als postoperatives Phänomen sind Thromben innerhalb der vaskulären Läsion palpabel, die sich sonographisch verifizieren lassen.

Aufgrund der physikalisch-technischen Gegebenheiten sind Narbenbildungen und Hautatrophien bei richtiger Vorgehensweise nahezu ausgeschlossen. Pigmentverschiebungen treten ebenfalls selten auf und sind meistens vorübergehender Natur. Hypopigmentierungen nach Behandlung mit dem PhotoDerm® VL sind bei stark gebräunten Patienten bzw. dunklen Hauttypen (Hauttyp IV und V nach Fitzpatrick) zu beobachten, weshalb bei diesen Patienten mit großer Vorsicht vorzugehen ist. Hyperpigmentierungen treten fast nur nach Wahl von sehr hohen Energiedichten auf [9].

Die Behandlung tiefliegender Gefäßprozesse mit dem PhotoDerm®VL wird alle 2-4 Wochen wiederholt. Kindliche Hämangiome mit starker Wachstumstendenz sollten in kürzeren Zeitabständen (etwa alle 14 Tage) weitertherapiert werden. Die entstandenen Krusten müssen hierbei vollständig abgefallen sein.

Die Anzahl der Behandlungen variiert in Abhängigkeit von Größe und Tiefe der Läsion sowie von der Ansprechbarkeit der therapierten Gefäßstrukturen. Erfahrungsgemäß sind etwa 3-10 Sitzungen erforderlich. Therapieversager bei progredientem Befund (i. F. kindliche Hämangiome) sollten umgehend alternativen Behandlungsmodalitäten zugeführt werden, wie z. B. der interstitiellen Nd:YAG-Lasertherapie [3,12].

Für das PhotoDerm®VL ergeben sich aufgrund der beschriebenen physikalischen Eigenschaften außer den oben genannten Indikationen noch weitere Einsatzgebiete (s. Übersicht). Hervorzuheben ist hierbei die erfolgreiche Behandlung von Naevi flammei, die sich bei der Behandlung mit dem gepulsten Farbstofflaser (585 nm) als therapieresistent erwiesen haben [8].

Indikationen des PhotoDerm®VL [6,7,8,11]
- Kavernöse Hämangiome,
- benigne venöse Malformationen,
- Naevi flammei,
- essentielle Teleangiektasien,
- Erythrosis interfollicularis colli,
- rote Keloide,
- Hypertrichose.

Zusammenfassung

Das PhotoDerm®VL eignet sich aufgrund der großen Auswahl an Behandlungsparametern für die Behandlung vaskulärer Hautveränderungen, die in Größe und Tiefe variieren. Es stellt eine nichtinvasive, alternative Therapiemöglichkeit in der Behandlung kindlicher, kavernöser Hämangiome dar. Bei progredientem Wachstum sollte man jedoch unverzüglich andere Therapiewege ergreifen.

Für venöse, ausgedehnte Gefäßmalformationen ist das PhotoDerm®VL derzeit die einzige erfolgreiche Behandlungsmöglichkeit.

Die Bedienung des PhotoDerm®VL gestaltet sich durch eine Vielzahl von Kombinationsmöglichkeiten verschiedener Parameter wie Wellenlänge, Impulsdauer und Impulsfrequenz sehr anspruchsvoll. Die Flexibilität, die sich in der Anwendung ergibt, eröffnet ein großes Indikationsspektrum und sichert einen hohen Grad an Effektivität.

Literatur

1. Anderson RR, Parrish RR (1983) Selective photothermolysis: precise microsurgery by selective absorption of pulse radiation. Science 220: 524-527
2. Ashinoff R, Geronemus RG (1991) Capillary hemangiomas and treatment with the flashlamp-pumped pulsed dye laser. Archs Derm 127: 202-205
3. Cremer H, Djawari D (1994) Frühtherapie der kutanen Hämangiome mit der Kontaktkryochirurgie. Pädiat Prax 47: 663-650
4. Fishman SJ, Mulloken JB (1993) Hemangiomas and vascular malformations of infancy and childhood. Pediatric Surgery 40 (6) 1177-1200
5. Goldman MP, Eckhouse S (1996) Photothermal sclerosis of leg veins. Dermatol Surg 22: 323-330
6. Hellwig S, Schröter C, Raulin C (1996) Behandlung essentieller Teleangiektasien durch das Photoderm VL. H+G 71(1):44-47
7. Raulin C, Hellwig S, Weiss RA, Schönermark, MP (1997) Treatment of essential teleangiectases with an intense pulsed light source (PhotoDerm®VL). Dermatol Surg 23:941-946
8. Raulin C, Hellwig S, Schönermark MP (1997) Treatment of a non-responding port-wine stain with a new pulsed light source (PhotoDerm®VL). Lasers Surg Med 21:203-208
9. Raulin C, Raulin SJ, Hellwig S, Schönermark MP (1997) Treatment of benign venous malformations with an intense pulsed light source (PhotoDerm® VL). E J Dermatol 7:279-282
10. Ruiz-Esparza J, Goldman MP, Lowe NJ, Behr KL (1993) Flashlamp-pumped dye laser treatment of teleangiectasia. J Dermatol Surg Oncol 19: 1000-1003
11. Schroeter CA, Wilder D, Reineke T, Thürlimann W, Raulin C, Neumann HAM (1997) Clinical significance of the intense pulsed light source on leg telangiectasias up to 1 mm. E J Dermatol 7:38-42
12. Werner JA, Lippert BM, Hoffmann P, Rudert H (1995) Nd:YAG-Laser therapy of voluminous hemangiomas and vascular malformations. Adv Otorhinolaryngol 49: 75-80

Die Sklerosierungstherapie von Hämangiomen

H. Winter

Während die Sklerosierungstherapie bei der chronisch-venösen Insuffizienz und auch beim Hämorrhoidalleiden heute unumstritten zum Therapiestandard gehört, ist die Möglichkeit der Verödung von Hämangiomen des Hautorgans noch immer wenig bekannt. So konnte in einer Literaturrecherche keine Publikation in den letzten 30 Jahren gefunden werden, die sich speziell mit einer solchen Behandlungsform beschäftigt. Auch in den neueren Lehr- und Handbüchern der Dermatologie und Chirurgie wird die Verödungstherapie nur selten erwähnt. Da kaum Erfahrungen bestehen, kann der Stellenwert dieser Therapie nicht ausreichend begründet werden. So findet sich in der 1996 erschienenen 4. Auflage der „Dermatologie und Venerologie" von Braun-Falco, Plewig und Wolff [2] nur folgender allgemeiner Hinweis: „Wert und Gefahren einer Sklerosierungstherapie mit Varizenverödungsmitteln werden nicht einheitlich beurteilt".

Versuche, eine Rückbildung von Hämangiomen durch Injektion von Verödungsmitteln zu erzielen, finden sich im Schrifttum schon vor mehr als 60 Jahren. Die erste Publikation, die sich mit den Möglichkeiten der Sklerosierung vaskulärer Nävi befaßt, stammt aus dem Jahr 1932 von Andrews und Kelly [1]. Sie berichteten über eine erfolgreiche Behandlung von 20 Patienten. Schon damals wurde die Sklerosierung als eine wertvolle Methode beschrieben, die effektiv, einfach und kostengünstig ist. Im deutschsprachigen Schrifttum hat Demel [5] bereits 1933 auf die Vorteile einer initialen Verödungsbehandlung von Hämangiomen als Vorbereitung auf geplante Exstirpationen hingewiesen. Die erste zusammenfassende Wertung über die Möglichkeiten der Sklerosierung bei Hämangiomen erschien im Jahr 1938 von Kaessler [11]. Die erzielten Ergebnisse waren nach Ansicht des Autors mit der damals bevorzugten Radiumbestrahlung vergleichbar. 1965 berichtete Wiedmann [19] ausführlich über positive Erfahrungen mit der Verödungsbehandlung von kavernösen Hämangiomen bei insgesamt 147 Patienten (Kinder und Erwachsene). Wegen der Ungefährlichkeit der Behandlung und der guten Resultate wurde trotz der auftretenden Schmerzen und der Gefahr von Nekrosen mit später kosmetisch störender Narbenbildung diese Behandlungsmethode ausdrücklich empfohlen.

Nach Injektion der früher verwendeten mehr oder weniger gewebeunfreundlichen Verödungsmittel klagten die Patienten häufig über starke Schmerzen. Besonders nach paravasaler Injektion sind teilweise ausgedehnte Gewebsnekrosen und Ulzerationen beschrieben worden [16, 19] – sicherlich entscheidende Gründe dafür, daß diese Art der Sklerosierungstherapie kaum Anhänger fand. 1967 wurde vom Bundesgesundheitsamt Polidocanol (Aethoxysklerol®, Fa. Kreussler) als Verödungsmittel zugelassen, das heute weltweit das am häufigsten verwendete Sklerotherapeutikum ist. Polidocanol ist ein relativ gewebefreundliches, wenig toxisches, kaum allergische Reaktionen auslösendes Verödungsmittel mit anästhesierender Wirkung [6, 9]. Dementsprechend werden unerwünschte Nebenwirkungen nur selten beobachtet. Es schädigt selektiv das Endothel der Blutgefäße und verschont weitgehend die Media. Nach Denaturierung bildet sich ein roter Abscheidungsthrombus. Fibrinabbauprodukte, Oligopeptide des Fibrins und Fibrinogen initiieren eine zelluläre Entzündungsreaktion. Das in den Thrombus einsprossende Bindegewebe führt durch narbige Umwandlung zu einem dauerhaften Verschluß der Gefäßlumina. Die vollkommen obliterierten Gefäßabschnitte werden schließlich resorbiert. Mit diesem Verödungsmittel haben sich auch für eine sinnvolle und effektive Sklerosierungstherapie von Hämangiomen neue Möglichkeiten ergeben.

Patienten

Im Zeitraum von 20 Jahren (1975-1995) wurden zunächst an der Chirurgischen und seit 1979 an der Dermatologischen Universitätsklinik der Charité in Berlin bei insgesamt 157 Patienten Sklerosierungen von Hämangiomen und vaskulären Fehlbildungen durchgeführt. Dabei handelte es sich um 87 Patienten (55,4 %) im Kindes- und Jugendalter (bis zum 18. Lebensjahr) und um 70 Erwachsene (45,6 %). Das Altersspektrum reichte von 3 Monaten bis zum 75. Lebensjahr. 60 Patienten (38,2 %) waren männlichen (darunter 17 Erwachsene) und 97 Patienten (61,8 %) weiblichen Geschlechts (darunter 53 Erwachsene).

132 kavernöse Hämangiome (81 %), d. h. 73 im Kindes- und Jugendalter und 59 bei Erwachsenen, bildeten die stärkste Indikationsgruppe. Darunter befanden sich 5 Kinder und 2 Erwachsene jeweils mit 2 kavernösen Hämangiomen. Es folgten 25 angiomatöse Bildungen (14 im Kindes- und Jugendalter und 11 bei Erwachsenen). Das entspricht einem Anteil von 15 %. Mit insgesamt 7 Patienten (5 im Kindes- und Jugendalter und 2 Erwachsene) stellten

Tabelle 1
Sklerosierung von Hämangiomen (1975-1995); Lokalisation am Kopf (n = 91)

Lokalisation	n	%
Wange	31	34
Unterlippe	19	21
Capillitium	11	12
Oberlippe	10	11
Kinn	7	8
Stirn	6	7
Zunge	4	4
Nase	2	2
Ohr	1	1
Gesamt	91	100

vaskuläre Fehlbildungen nur relativ selten (4 %) eine Indikation für eine Sklerosierungstherapie dar.

Bevorzugt handelte es sich um Lokalisationen am Kopf (91 vaskuläre Veränderungen; 56 %), gefolgt vom Rumpf (24; 15 %), den Armen (17; 10 %), den Beinen (11; 7 %) und dem Hals (10; 6 %). Nur selten wurden Hämangiome oder vaskuläre Fehlbildungen an den Fingern (9; 5 %) und an den Zehen (2; 1 %) behandelt.

Am häufigsten wurden Sklerosierungen im Kopfbereich vorgenommen. Bevorzugte Regionen waren die Wange, die Unterlippe und das Kapillitium. Eine Aufgliederung der behandelten Hämangiome im Kopfbereich, nach der Häufigkeit geordnet, zeigt die Tabelle 1. 44 Hämangiome (48 %) wurden bei Patienten im Kindes- und Jugendalter und 47 Hämangiome (52 %) bei Erwachsenen sklerotherapeutisch behandelt.

Indikationen für eine Sklerosierungstherapie waren überwiegend monströse oder schnell wachsende Hämangiomformen mit bevorzugter Lokalisation im Gesicht (Abb. 1a,b und 2a-c). Seltener wurden auch Resthämangiome bzw. Rezidivbildungen nach operativer und strahlentherapeutischer Behandlung sklerosiert.

Sklerosierungstechnik

Als Sklerosierungsmittel wurde ausschließlich Polidocanol (0,5-2,0 ml Aethoxysklerol® 1-3 % der Fa. Kreussler) verwendet. Um das Ausmaß der Gewebereaktion bestimmen zu können, wurden im Kindesalter bei der Erstinjektion in der Regel nur 0,5-1,0 ml Aethoxysklerol® 1 % appliziert. Abhängig vom Verödungseffekt, der Größe des Hämangioms und der Reaktionsweise war bei erforderlichen weiteren Sklerosierungen eine Steigerung bis zu 2 ml Aethoxysklerol® 3 % empfehlenswert.

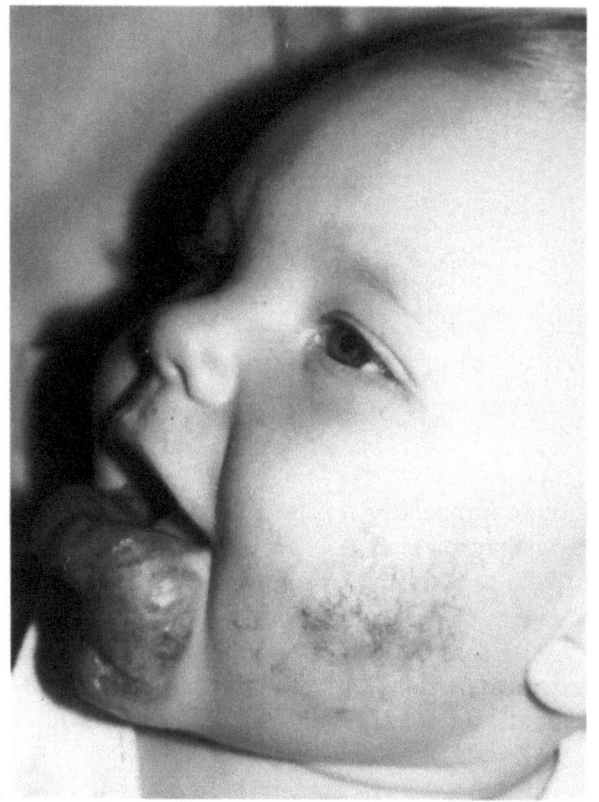 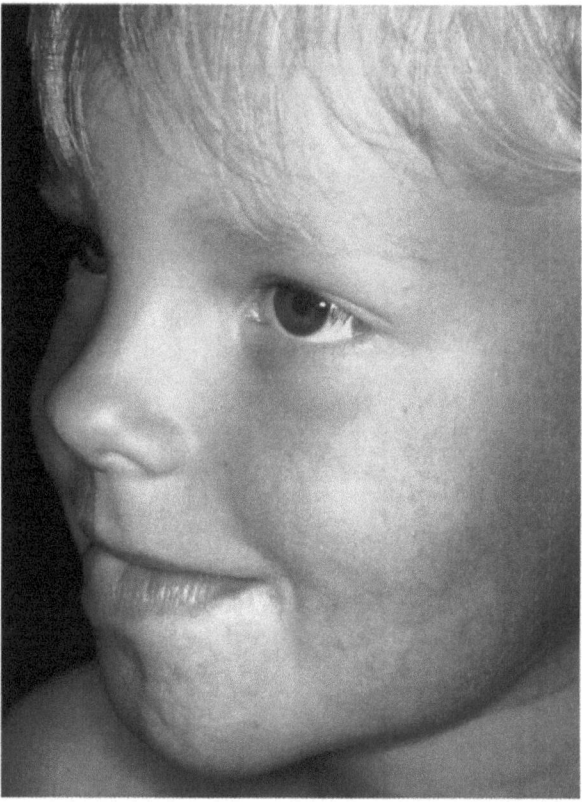

Abb. 1
a Fünf Monate alter männlicher Säugling mit kavernösen Hämangiomen im Unterlippen-Kinn-Bereich sowie an der linken Wange mit starker Wachstumstendenz auch nach systemischer Kortikosteroidgabe.
b Gutes funktionelles und ästhetisches Ergebnis 5 Jahre nach Sklerosierung. Keine Hämangiomanteile mehr nachweisbar

Der Einstich der Injektionskanüle erfolgte in der Regel in unmittelbarer Umgebung des Hämangioms, im Bereich der noch unveränderten Haut bzw. Schleimhaut. Danach wurde die Kanüle bis in die kavernösen Räume vorgeschoben, da die Injektion möglichst dort erfolgen sollte. Deshalb wurde das Hämangiom mit einer relativ großen Injektionskanüle (Durchmesser nicht weniger als 0,6 mm) anpunktiert. Erst bei eindeutiger Lage der Kanülenspitze innerhalb des angiomatösen Hohlraumsystems, erkennbar durch das Abtropfen von Blut aus der Kanüle bzw. durch die Aspiration von Blut, erfolgte die Injektion des Verödungsmittels. Anschließend wurde durch manuellen Druck und Massage eine Verteilung des Sklerosierungsmittels bis in die peripheren Ausläufer der angiomatösen Läsion erreicht. Falls möglich, sollte zusätzlich ein Kompressionsverband für 1-2 Tage angelegt werden.

Von wenigen Ausnahmen abgesehen, erfolgte die Sklerosierungstherapie ambulant. Nur bei 5 Kindern mit monströsen kavernösen Hämangiomen oder mit Problemlokalisationen war eine stationäre Behandlung erforderlich. Nach der Verödung war eine deutliche, aber nur wenig schmerzhafte Weichteilschwellung zu beobachten, die sich in der Regel nach einer Woche zurückbildete. Danach bestand im Sklerosierungsbereich für mehrere Wochen eine derbe Konsistenzvermehrung als sicheres Zeichen eines

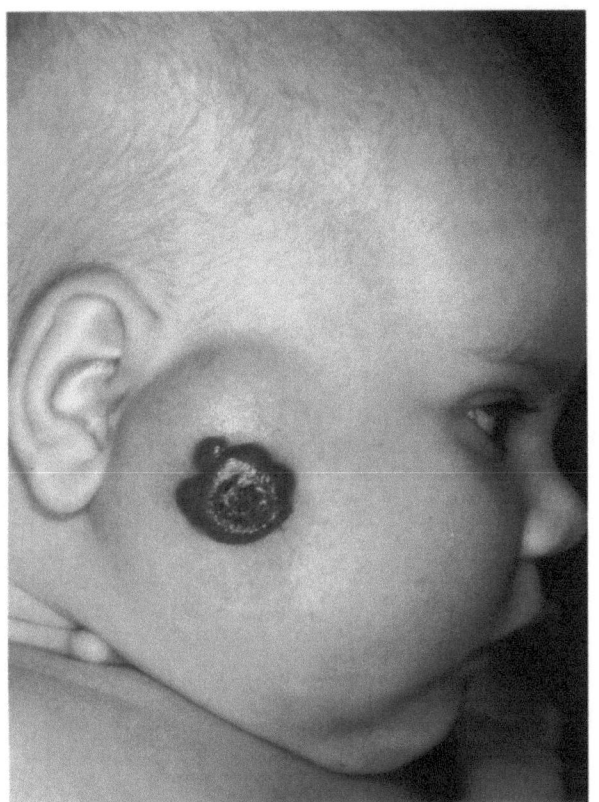
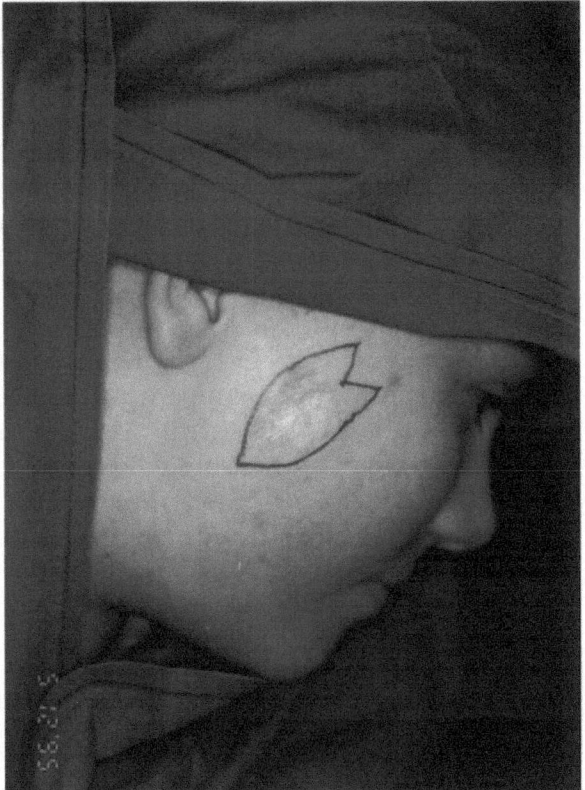
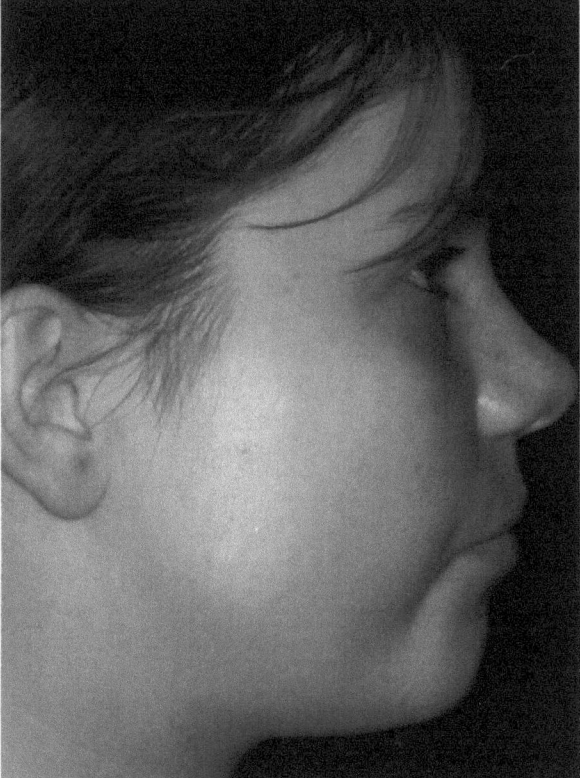

Abb. 2. a Vier Monate alter weiblicher Säugling mit Haemangioma cavernosum cutaneum et subcutaneum an der rechten Wange. **b** Vollständige Rückbildung bis auf ein schlaffes atrophisches Hautareal an der rechten Wange — 15 Jahre nach Sklerosierungstherapie; geplante operative Korrektur. **c** Gutes ästhetisches Endergebnis 6 Monate nach Exzision und M-Plastik

erfolgreichen Verödungseffekts. Es ist deshalb erforderlich, die Patienten und auch die Eltern der behandelten Kinder darüber aufzuklären.

War nach der Erstinjektion kein ausreichender Verödungseffekt zu erzielen, so wurden weitere Sklerosierungen durchgeführt, meist im Abstand von 1-4 Wochen. Bei Resthämangiomen, bei denen keine Hohlraumsysteme mehr anpunktiert werden konnten, wurden paravasale Sklerosierungen i. S. der Infiltrationstechnik mit 0,5-1,0 %igem Aethoxysklerol® vorgenommen. Meist konnte bereits nach 1-3 Injektionen die Verödungsbehandlung erfolgreich abgeschlossen werden (135 Patienten). Bei 11 Patienten waren 4, bei 5 Patienten 5 und bei 3 Patienten 6 Sklerosierungen erforderlich. Ausnahmen bildeten lediglich 2 Patienten mit vaskulären Fehlbildungen und 1 Patient mit monströsen kavernösen Hämangiomen im Gesicht, bei denen 9 Injektionen (2 Patienten) bzw. 10 Injektionen (1 Patient) vorgenommen wurden.

Ergebnisse und Diskussion

Nach der Sklerosierungstherapie werden alle Patienten in der Poliklinik der Universitäts-Hautklinik nachbetreut. Dadurch ist es jederzeit möglich, exakte Aussagen über die Effektivität der Verödungsbehandlung, besonders über den zeitlichen Ablauf der Regressionsprozesse und über Spätergebnisse, zu machen.

Schwerwiegende Komplikationen, besonders Nachblutungen aus der Punktionsstelle, Infektionen, nervale Störungen, Nekrosen, störende Narbenbildungen sowie allgemeine und allergische Reaktionen, wurden im Gegensatz zu Einzelberichten nach Verödung von Varizen und Hämorrhoiden [6, 9] bei keinem Patienten beobachtet.

Schon bei der Indikationsstellung sollten das Alter der Patienten, die Art und Lokalisation der Hämangiome bzw. vaskuläre Fehlbildungen berücksichtigt werden. Bei Beachtung der von der Herstellerfirma angegebenen Kontraindikationen unter Berücksichtigung der Menge und Konzentration des Sklerosierungsmittels und bei exakter Injektionstechnik sind bei der Verödungsbehandlung von Hämangiomen mit Aethoxysklerol® Komplikationen weitgehend zu vermeiden. Ein unerwünschter Abstrom in arterielle Stromgebiete der Umgebung mit irreversiblen Gefäßverschlüssen und nachfolgender Nekrosebildung, besonders bei Vorliegen von anatomisch angelegten oder pathologisch ausgebildeten arteriovenösen Anastomosen [15] ist wahrscheinlich als ein gewisses Restrisiko zu werten. In Augennähe soll darüber hinaus die Gefahr einer Druckumkehr in den Arterien bestehen. Deshalb werden Sklerosierungen in diesem Bereich nicht vorgenommen. In diesem Zusammenhang sind alarmierende Falldarstellungen von Komplikationen nach kritischer Wertung meist nicht auf das Verödungsmittel Polidocanol, sondern auf eine fehlerhafte Injektionstechnik zurückzuführen [10].

Langzeitbeobachtungen bestätigen, daß durch Injektion des Verödungsmittels die aggressive Wachstumsphase sofort blockiert wird und durch das Setzen einer „Initialzündung" die natürlichen Regressionsprozesse beschleunigt ablaufen. Deshalb ist selbst Wochen und Monate nach einer scheinbar unvollständigen Verödung noch mit einem optimalen Behandlungserfolg zu rechnen. Regelmäßige Nachkontrollen sind aus diesem Grund eine wichtige Forderung. Vaskuläre Fehl- und Neubildungen mit Nachweis ausgeprägter arteriovenöser Shunts sind für eine ausschließliche perkutane Sklerosierungstherapie nicht geeignet. In solchen Fällen wird nach Blockierung der speisenden arteriellen Gefäße durch operative Maßnahmen oder durch Embolisierungstherapie nach selektiver Arteriographie [14, 18] eine zusätzliche Sklerosierung angestrebt.

Zur Behandlung von Hämangiomen und vaskulären Fehlbildungen stehen heute unterschiedliche Verfahren zur Verfügung [2, 3, 5, 7, 8, 14, 17, 18, 20, 21]. Wurde noch vor wenigen Jahren bei den Hämangiomen im Kindesalter überwiegend eine abwartende Haltung („wait and see") propagiert [12, 13, 22], sollten aufgrund neuer Erkenntnisse und Verlaufsbeobachtungen kindliche Hämangiome so früh wie möglich, d. h. in den ersten Tagen nach Sichtbarwerden, behandelt werden [3, 5, 17]. Damit werden ein weiteres Größenwachstum frühestmöglich verhindert und die Therapieergebnisse entscheidend verbessert. Neben der Lasertherapie [2, 7, 8] hat die einfache und wirksame kryochirurgische Behandlung [2, 3, 5, 17] einen gesicherten Platz im Behandlungskonzept. Bei allen Formen kutaner Hämangiome führt diese Methode zu überzeugenden Ergebnissen. Problemreicher ist die Behandlung von subkutanen kavernösen Hämangiomen. Hier ist eine ausschließliche kryochirurgische Behandlung nicht selten ungeeignet. Von den unterschiedlichen lasertechnischen Behandlungsmöglichkeiten ist nach Angaben im Schrifttum die interstitielle (intrafokale) Nd:YAG-Lasertherapie eine wirksame Behandlungsalternative [7, 8]. Nach eigenen Erfahrungen sind unter der Sklerosierungstherapie im Vergleich zu dieser Art der Lasertherapie oft bessere Ergebnisse zu erzielen. Im Gegensatz zur Koagulation in den zentralen Anteilen des kavernösen subkutanen Hämangioms ist mit der Injektion des Verödungsmittels mit anschließender Massage und Kompression auch eine Sklerosierung der peripheren, teilweise weitverzweigten Ausläufer der Hämangiome und der vaskulären Fehlbildungen möglich.

Die Spätergebnisse waren in funktioneller und ästhetischer Hinsicht überzeugend. Nach einer Nachbeobachtungszeit von bis zu 15 Jahren waren nur bei 27 Patienten (17%) geringfügige

Resthämangiome nachweisbar. Alle Patienten waren mit dem Behandlungsergebnis zufrieden. Die bei Behandlungsbeginn von mehr als der Hälfte der Patienten, bzw. von deren Eltern, angegebene psychische Belastung konnte relativ schnell beseitigt werden. Im Zeitraum von 20 Jahren mußten bei keinem Patienten eine chirurgische Exstirpation oder andere Therapiemaßnahmen wegen eines mangelhaften Sklerosierungseffekts vorgenommen werden. Lediglich bei 3 Patienten verblieb nach vollständiger Sklerosierung im Gesichtsbereich ein schlaffes atrophisches Hautareal. Nach Exzision mit Defektverschluß mittels Primärnaht bzw. mittels kleinerer nahlappenplastischer Korrekturen konnte auch bei diesen Patienten ein ästhetisch gutes Endergebnis erzielt werden.

Zusammenfassend betrachtet handelt es sich bei der Sklerosierungstherapie von Hämangiomen um eine einfache, zeitsparende, wenig belastende und relativ gefahrlose Behandlungsmethode mit hoher Effektivität, die meist ambulant durchgeführt werden kann [1, 19, 20, 21]. Sie erfordert keinen größeren technischen Aufwand und ist entsprechend kostengünstig. Eine lokale oder allgemeine Anästhesie ist nicht erforderlich. Der Injektionsschmerz kann durch Applikation von EMLA©-Salbe bzw. EMLA©-Pflaster bei Kindern reduziert werden. Besonders bei Problemhämangiomen mit bevorzugter subkutaner Ausdehnung ist die Verödungsbehandlung oft anderen Therapieformen überlegen. Ein weiterer Vorteil ist die mehrfache Wiederholbarkeit. Sie kann auch in Kombination mit anderen Behandlungsmöglichkeiten durchgeführt werden und bei geplanten operativen Eingriffen als Vorbehandlung die Ausdehnung des Eingriffs begrenzen sowie das operative Vorgehen erleichtern. Als Nachteile erweisen sich demgegenüber der Injektionsschmerz, die teilweise erheblichen Schwellungszustände und die damit verbundene psychische Belastung sowie die Nekrosegefahr bei fehlerhafter Sklerosierungstechnik. Eine endgültige Erfolgskontrolle ist erst nach längerer Nachbeobachtungszeit möglich.

Insgesamt ist die Sklerosierungstherapie von Hämangiomen bei kritischer Indikationsstellung als eine wertvolle und erfolgversprechende Behandlungsalternative zu werten.

Zusammenfassung

Während die Sklerosierungstherapie bei der chronisch-venösen Insuffizienz und auch beim Hämorrhoidalleiden heute unumstritten zum Therapiestandard gehört, ist die Möglichkeit der Verödung von Hämangiomen noch immer wenig bekannt. In den letzten 20 Jahren (1975-1995) wurden bei insgesamt 157 Patienten Sklerosierungen von Hämangiomen sowie von vaskulären Fehlbildungen durchgeführt. Das Altersspektrum der behandelten Patienten reichte von 3 Monaten bis zu 75 Jahren. Darunter waren 87 Patienten (55 %), die sich bei Behandlungsbeginn im Kindes- und Jugendalter befanden. Eine Sklerosierungstherapie erfolgte überwiegend bei monströsen oder schnell wachsenden kavernösen Hämangiomformen mit bevorzugter Lokalisation im Gesicht. Als Sklerosierungsmittel wurde ausschließlich Polidocanol (0,5- 2,0 ml Aethoxysklerol® 1-3 % der Fa. Kreussler) verwendet. Von Ausnahmen abgesehen, konnte bereits mit 1-3 Injektionen ein ausreichender Verödungseffekt erzielt werden. Die Spätergebnisse waren auch in ästhetischer Hinsicht überzeugend. Schwerwiegende Komplikationen wurden nicht beobachtet. Insgesamt ist die Sklerosierungstherapie von Hämangiomen ein relativ einfaches, wenig aufwendiges und kostengünstiges Behandlungsverfahren, das bei kritischer Indikationsstellung neben anderen Therapiemöglichkeiten eine erfolgversprechende Behandlungsalternative bietet.

Literatur

1. Andrews GC, Kelly RJ (1932) Treatment of vascular nevi by injection of sclerosing solutions. Arch Derm 26: 92-94
2. Braun-Falco O, Plewig G, Wolff HH (1996) Dermatologie und Venerologie. 4. Aufl. Springer: Berlin, Heidelberg, New York, S 1370-1372
3. Cremer H (1996) Die Bedeutung der Kontaktkryochirurgie für die Frühtherapie von Hämangiomen. Zbl Haut 168: 7-8
4. Demel R (1933) Ein Vorschlag zur blutsparenden operativen Behandlung der Hämangiome. In: Verhandlungen der ärztl.Gesellschaften und Kongreßberichte (Vorsitz: A. Eiselsberg).Wiener klin Wochenschr 46: 635-640
5. Djawari D, Cremer HJ (1993) Kontaktkryochirurgische Frühbehandlung des Säuglingshämangioms. Akt Dermatol 19: 317-321
6. Gericke A (1991) Sklerosierungstherapie. In: Altenkämper H, Felix W, Gericke A (Hrsg) Walter de Gruyter, Berlin, S 135-157
7. Hackert I, Offergeld C, Hoffmann P, Scholz A, Hüttenbrink K-B (1996) Ultraschallgesteuerte interstitielle Nd:YAG-Lasertherapie angeborener Gefäßmißbildungen. Zbl Haut 168: 9
8. Hohenleutner U (1996) Stand der Lasertherapie vaskulärer Fehl- und Neubildungen der Haut. Zbl Haut 168: 8
9. Hohlbaum GG (1990) Über iatrogene Schäden bei der Varizensklerosierung. Phlebol Proktol 2: 51-54
10. Hommer K, Bettelheim (1987) Zentralarterienverschluß nach Injektion in die Haut der Nase und der Stirne. Wien klin Wochenschr 90: 777—779
11. Kaessler HW (1934) Vascular birth marks. J Amer med Ass 110: 1644—1647
12. Moldenhauer E, Kaeding A (1975) Was wird aus unbehandelten Hämangiomen? Dermatol Mschr 161: 977-988
13. Schnyder UW (1966) Sollen die Kapillarhämangiome des Kindes behandelt werden und wenn ja, wie? Z Kinderchir 3: 445—449
14. Stanley RJ, Cubillo E (1975) Nonsurgical treatment of arteriovenous malformations of the trunk and limb by transcatheter arterial embolisation. Radiology 115: 609

15. Staubesand J (1968) Zur Orthologie der arterio-venösen Anastomosen. In: Hammerson F, Gross D: Die arterio-venösen Anastomosen. Aktuelle Probleme der Angiologie. Bd. 2. Hüber: Bern, Stuttgart
16. Thormann T (1974) Zur Therapie der kapillären Hämangiome. Pädiatrie 13: 109-117
17. Vakilzadeh F (1996) Behandlung von Hämangiomen. Med-Report 20: 15-16
18. Weber J (1987) Embolisationstherapie arteriovenöser Mißbildungen. Radiol diagn 28:513
19. Wiedmann A (1965) Die Verödungsbehandlung der kavernösen Hämangiome. Hautarzt 16: 294-298
20. Winter H, Reinicke C (1992) Verödungstherapie bei kavernösen Hämangiomen. Dermatol Mon schr 178: 14-16
21. Winter H (1996) 20jährige Erfahrungen mit der Sklerosierungstherapie von Hämangiomen. Zbl Haut 168: 7
22. Wulf K, Memmesheimer AR (1967) Zur Problematik der Behandlung kavernöser Hämangiome bei Kindern. Dtsch med Wschr 92: 384

Kombination von Nd-YAG-Lasertherapie und chirurgischer Therapie in der Behandlung von Hämangiomen

R. Grantzow

Für die Therapie von Hämangiomen galt bis vor 10 Jahren der Grundsatz des „Primum nil nocere". Die therapeutische Konsequenz dieser Einstellung war eine abwartende Haltung in der Behandlung von Hämangiomen, da es nebenwirkungsarme Therapiemethoden zum damaligen Zeitpunkt nicht gab. So mag vor diesem Hintergrund das „wait and see" durchaus eine Berechtigung gehabt haben; mit Einführung fast nebenwirkunsfreier Behandlungstechniken wie der Kryotherapie [2] oder gepulsten Farbstofflasertherapie [4] können jedoch kleine wachsende Hämangiome, insbesondere im Gesichtsbereich, ohne „nocere" sehr gut therapiert werden. Der prophylaktische Aspekt dieser Methoden steht zunehmend im Vordergrund, so daß die Ausbildung sehr großer Hämangiome mit ihren optischen und funktionellen Problemen in absehbarer Zeit wohl der Vergangenheit angehören werden. Leider sehen wir jedoch zur Zeit noch genügend Hämangiome, die eine Größe erreicht haben, bei der eine Kryotherapie oder Farbstofflasertherapie nicht mehr möglich ist. Dabei sehen wir die Grenzen der Kryotherapie bei einem Durchmesser des Hämangioms von mehr als 1,5 cm und einer Höhe von mehr als 2 mm. Bei der Therapie mit dem gepulsten Farbstofflaser ist hingegen nicht die Fläche der limitierende Faktor, sondern die Dicke des Hämangioms. Es kommen also nur plane Hämangiome für diese Therapieform in Frage, da der Farbstofflaser bei seiner hohen Affinität zum Hämoglobin nur eine Eindringtiefe von Bruchteilen von Millimetern aufweist.

Haben Hämangiome oben genannte Größen überschritten, sollten daher andere Therapieverfahren angewandt werden, deren vergrößertes Wirkungsspektrum natürlich auch mit einer größeren Invasivität und Nebenwirkungsrate verbunden ist. Dabei hat sich in vielen Fällen die Therapie mit dem Nd-YAG-Laser in Kombination mit der chirurgischen Entfernung von Hämangiomresiduen als wirkungsvoll erwiesen, so daß diese im Vergleich „groben" Verfahren vorerst weiterhin bei richtiger Indikation eine wichtige Rolle spielen werden.

Ziel unserer therapeutischen Bemühungen sollte insbesondere bei großen Hämangiomen im Kopf-Hals-Bereich sein, daß die Kinder bis zum Ende des 3. Lebensjahres, also vor Eintritt in den Kindergarten, ein weitgehend normales Äußeres aufweisen. Zum einen wird dadurch möglichen Hänseleien und ablehnenden Gebährden anderer Kinder (und Erwachsener) vorgebeugt, zum anderen beginnen Kinder ab diesem Alter bereits, ihren Körper zu entdecken. Damit vergleichen sie sich in diesem Alter auch schon mit anderen und bemerken sehr wohl Unterschiede zu ihnen. Dieser Aspekt sollte daher bei der Frage nach dem Zeitpunkt therapeutischer Maßnahmen eine wichtige Rolle spielen.

In der Therapie von Hämangiomen hat sich der Nd-YAG-Laser, ein Feststofflaser mit einer im Infrarotbereich liegenden Wellenlänge von 1064 nm, dank seiner speziellen Eigenschaften in biologischen Geweben als sehr geeignet erwiesen. Dieser Laser wird von Wasser nur wenig absorbiert und besitzt damit, aufgrund des hohen Wassergehalts von biologischen Geweben, eine relativ hohe Eindringtiefe bis zu 7 mm. Im Vergleich zum oberflächlich wirkenden Farbstofflaser ist es mit diesem Laser daher möglich, auch große Gewebevolumina zu erwärmen.

Der Nd-YAG-Laser wird in der Hämangiomtherapie in 2 verschiedenen Techniken angewandt, die beide das Risiko der Hitzeschädigung der Haut, einem Hauptproblem dieses Lasers, zu umgehen versuchen. Bei der sog. perkutanen Anwendung, wie sie von Berlien [1] vorgeschlagen wurde, wird der Laserstrahl durch einen Eiswürfel in das Hämangiomgewebe geleitet und führt zu einer Erwärmung bis zu 50°C. Der Eiswürfel erfüllt hier 3 wichtige Aufgaben. Einerseits kühlt er die Haut und vermeidet damit Verbrennungen, andererseits kann mit dem Eiswürfel das Hämangiom zusätzlich komprimiert werden, so daß die effektive Eindringtiefe des Laserstrahls gesteigert werden kann. Zusätzlich drosselt die Kompression den Blutfluß im Hämangiom, so daß der Kühleffekt des strömenden Blutes reduziert werden kann. Dabei ist zu beachten, daß der Eiswürfel klar ist und keine milchige Trübung durch Lufteinschlüsse aufweist. Dies würde zu einer Absorption des Laserstrahls bereits im Eiswürfel und damit zur reduzierten Leistungsdichte im Hämangiom führen. Im Dauerbetrieb bei 50 W erfolgt die Applikation von ca. 1500 J/cm^2 bei gleichmäßiger Verteilung über dem gesamten Hämangiom. Leider ist es aus technischen Gründen bisher nicht möglich, eine genaue Aufzeichnung über die absorbierte Energiemenge pro Volumeneinheit zu erhalten. Um reproduzierbare Ergebnisse zu erreichen, sollte daher die applizierte Energiemenge wenigstens in einem konstanten Verhältnis zur leicht meßbaren Hämangiomfläche stehen. Aus empirischen Gründen haben sich hier 1500 J/cm^2 als vorteilhaft erwiesen, da dabei die Gefahr der Hautverbrennung minimal ist.

Eine weitere Anwendungsform stellt die interstitielle Lasertherapie dar. Über eine Punktionskanüle wird eine Glasfaser mit einem Durchmesser von 0,5 mm in das Hämangiom plaziert. Nach Entfernung der Kanüle aus dem Hämangiom erfolgt bei langsamem Rückzug der Faser und einer Leistung von 7 Watt im Dauerbetrieb die „strichweise" Erwärmung des Hämangioms. Mit dieser Technik ist es möglich, auch tiefliegende Schichten bei sehr voluminösen Hämangiomen ohne Risiko der thermischen Hautschädigung zu behandeln.

Die Erwärmung des Hämangioms, egal aufgrund welcher Technik, soll nicht zu einer Verbrennung, d.h. Koagulation der Gefäße durch Hitzedenaturierung führen, sondern lediglich eine Schädigung des sehr temperaturempfindlichen Endothels bewirken. Die Wirkung der Lasertherapie beruht damit auf einer Beschleunigung der natürlichen Rückbildung und kann frühestens 8-12 Wochen nach der Therapie beurteilt werden. Unmittelbar nach der Anwendung hingegen ist das Hämangiom wärmebedingt zunächst für 7-10 Tage angeschwollen. Da sowohl perkutane als auch interstitielle Nd-YAG-Laserbehandlungen schmerzhaft sind, sollten sie in Narkose erfolgen. Dies ist ambulant problemlos möglich, da die anschließende Schwellung schmerzlos ist und gut von den Kindern toleriert wird.

Die Vorteile dieser Therapieform liegen in einer unblutigen und narbenlosen Anwendung. Nach eigenen Untersuchungen [3] kann nach einer Sitzung in 77 % der Fälle eine Regression erreicht werden. Durch weitere Anwendungen kann diese Rate auf 93 % gesteigert werden. Entscheidenden Einfluß auf die Häufigkeit der Anwendungen übt hier die Ausgangsgröße aus. Nebenwirkungen der Nd-YAG-Lasertherapie von Hämangiomen sind in 5 % thermische Schäden der Haut, die einer Verbrennung 2. Grades entsprechen und folgenlos abheilen. Weiterhin finden sich bei intrakutanen Hämangiomen nach Regression in 20% der Fälle Pigmentveränderungen, die jedoch auch nach spontaner Regression beobachtet werden. Spätere vernarbte Areale zeigen sich nach Exulzerationen von intrakutanen Hämangiomen und sind bei regelrechter Laseranwendung weitgehend ausgeschlossen. Zusammenfassend läßt sich sagen, daß die Neodym-YAG-Lasertherapie eine effektive Therapieform bei den großen Hämangiomen darstellt, die nicht mehr mit der Kryotechnik oder dem gepulsten Farbstofflaser behandelt werden können. Es kann zwar eine Regression in 93% der Fälle erreicht werden, in 20% der Fälle jedoch ist der Ausgangsbefund so groß gewesen, daß nach Lasertherapie unbefriedigende Reste bleiben. Diese Hämangiomresiduen und die oben geschilderten Pigmentveränderungen stellen die Indikation für ein anschließendes chirurgisches Vorgehen dar.

Die chirurgische Resektion von Hämangiomen sollte nur in

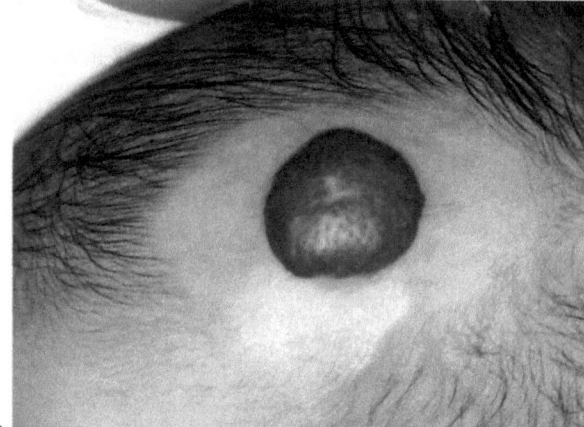

Abb. 1
Tuberöses Hämangiom am behaarten Kopf. Primäre Op-Indikation

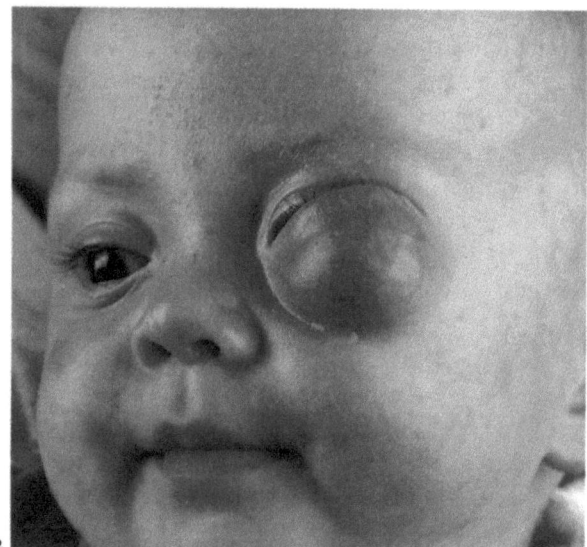
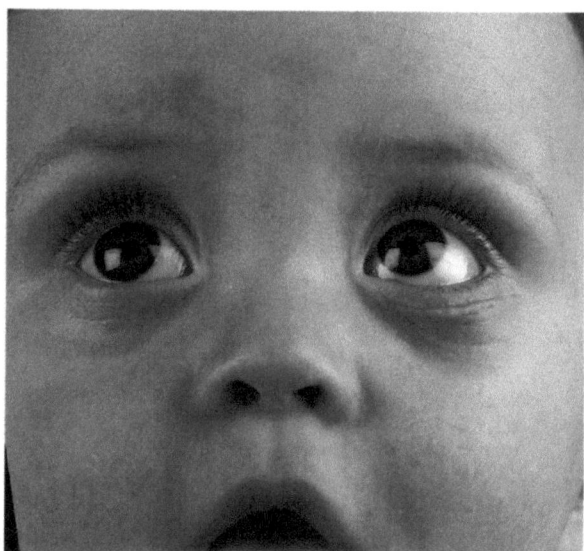

besonders gelagerten Fällen als Primärtherapie angewandt werden. Hierzu zählen zunächst Hämangiome, die nach Lasertherapie korrekturbedürftig bleiben und in Regionen liegen, die eine unauffällige Narbe ermöglichen. Hierzu zu zählen sind pilzartige Hämangiome am behaarten Kopf, in der Glutealregion oder an anderen Stellen des Rumpfes. Derartige Hämangiome müssen auch nach Lasertherapie chirurgisch korrigiert werden, da eine komplette Retraktion der Haut nicht mehr erfolgt und überschüssige Haut später reseziert werden muß. Eine Lasertherapie würde hier keinen Gewinn bringen und nur eine zusätzliche Narkose mit entsprechender Hospitalisation bedeuten. Ein typisches Beispiel zeigt Abb. 1 mit einem tuberösen Hämangiom am behaarten Kopf. Hier sollte auch deshalb eine primäre Exstirpation erfolgen, da nach laserinduzierter Regression stets aufgrund des intrakutanen

Abb. 2
Hämangiom am linken Augenunterlid bei einem 6 Monate alten Mädchen (ehemals Frühgeburt 26. SSW)

Abb. 3
Gleiches Mädchen wie in Abb. 2, vier Monate nach operativer Entfernung des Hämangioms

KAPITEL 9   Kombination von Nd-YAG-Lasertherapie und chirurgischer Therapie   103

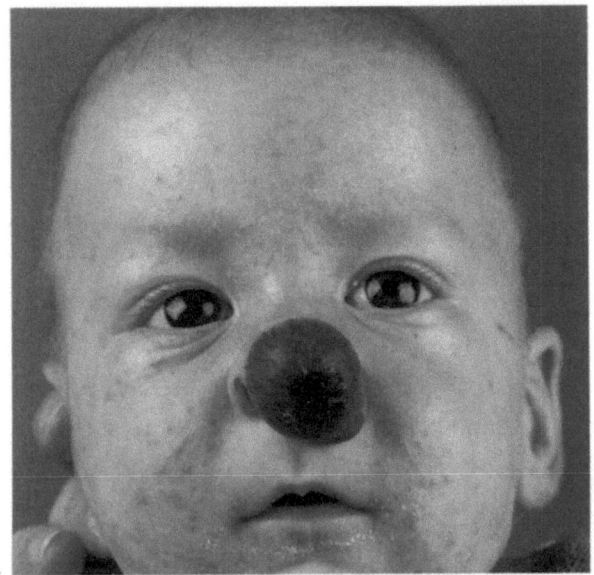

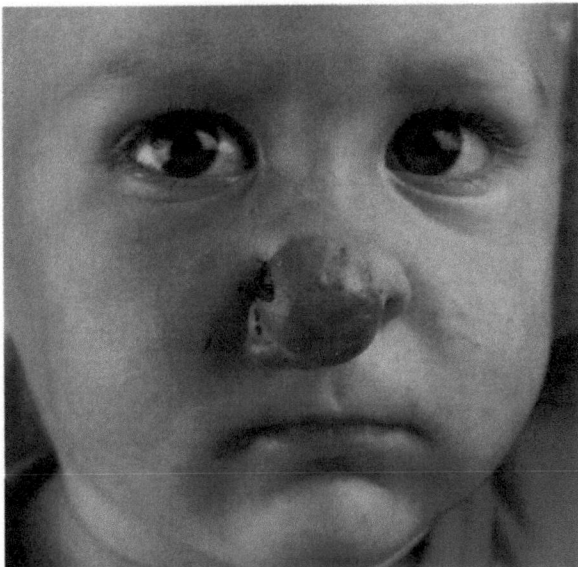

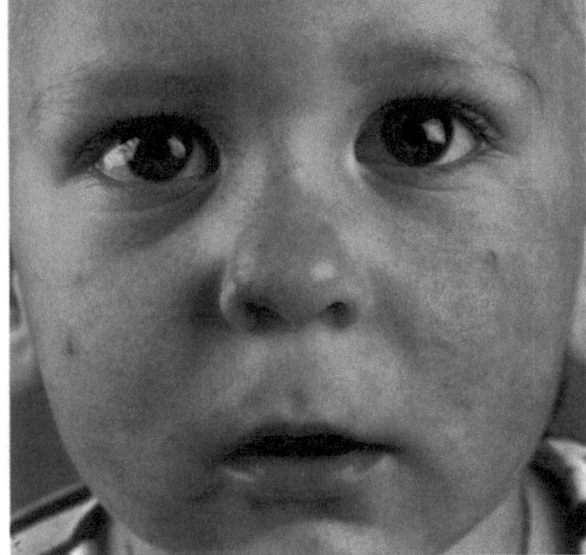

Abb. 4. 4 Monate alter Junge mit exulzeriertem Hämangiom an der Nasenspitze

Abb. 5. Gleicher Junge wie in Abb. 4 nach zweimaliger perkutaner Nd-YAG-Lasertherapie; ausgeprägtes Resthämangiom

Abb. 6. Gleicher Junge wie in Abb. 4 und 5 nach operativer Entfernung des Resthämangioms

Anteils des Hämangioms eine Allopezia areata verbleibt und chirurgisch zu korrigieren ist. Gleichfalls sollten aus pflegerischen Gründen auch exulzerierte Hämangiome im anogenitalen Bereich primär exzidiert werden, wenn sowohl ohne Verstümmelung und Verziehungen als auch mit primärem Nahtverschluß des Defekts eine Entfernung möglich ist. Eine gewisse Sonderstellung nehmen Hämangiome der Augenlider bei jungen Säuglingen ein. Hier besteht bei einem mehrmonatigen Unvermögen, das Auge zu öffnen, die Gefahr eines bleibenden Visusverlustes. Eine primäre Lasertherapie würde hier nur einen Zeitverlust bedeuten und sollte nur dann angewandt werden, wenn ein noch ausrei-

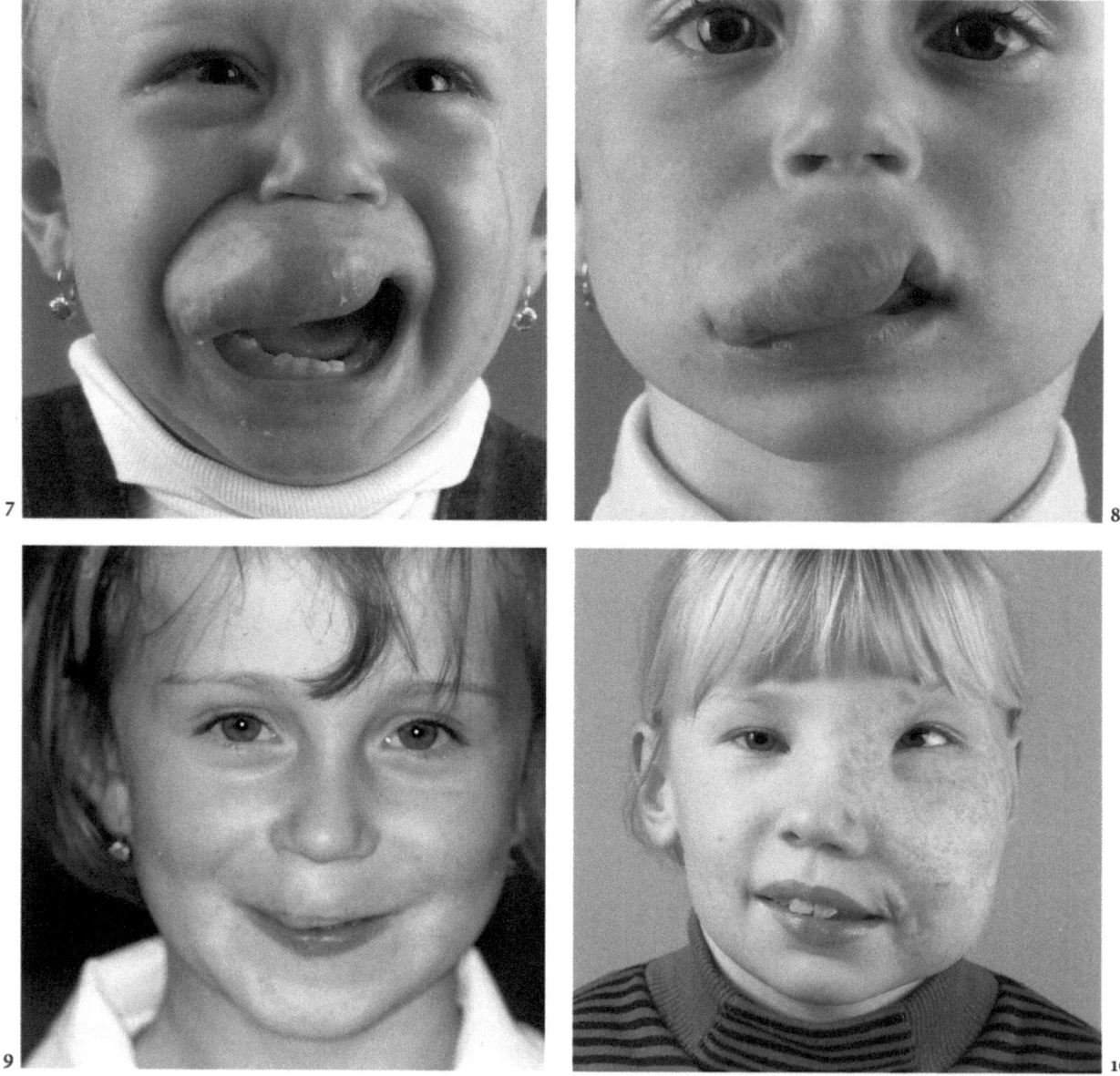

chendes Sehen möglich ist und das Auge durch Abdecken der gesunden Seite trainiert werden kann. Ansonsten besteht die dringliche Indikation zu einer operativen Entfernung, die aufgrund einer meist gut ausgebildeten Kapsel des Hämangioms technisch unproblematisch durchgeführt werden kann. Abbildung 2 zeigt ein 6 Monate altes Mädchen (ehemals Frühgeburt mit 600 g) mit einem Hämangiom des linken Unterlides. Es erfolgte hier die Entfernung des gekapselten Hämangioms. Abbildung 3 zeigt das Ergebnis 4 Monate später.

Hingegen sollte im übrigen Gesichtsbereich eine primäre chirurgische Entfernung vermieden und zunächst mittels Laser-

Abb. 7. 18 Monate altes Mädchen mit subkutanem Hämangiom der Oberlippe

Abb. 8. Gleiches Mädchen wie in Abb. 7 nach zweimaliger Nd-YAG-Lasertherapie

Abb. 9. Gleiches Mädchen wie in Abb. 7, zwei Jahre nach operativer Entfernung

Abb. 10. 9jähriges Mädchen mit Gesichtsasymmetrie nach Riesenhämangiom der linken Gesichtshälfte

KAPITEL 9   Kombination von Nd-YAG-Lasertherapie und chirurgischer Therapie   105

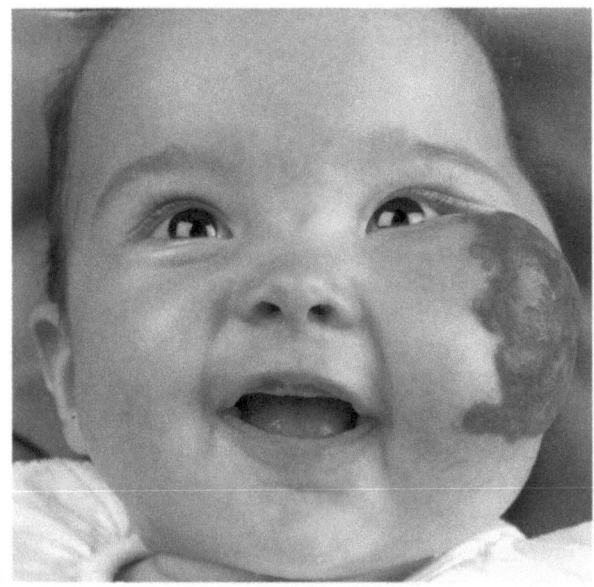

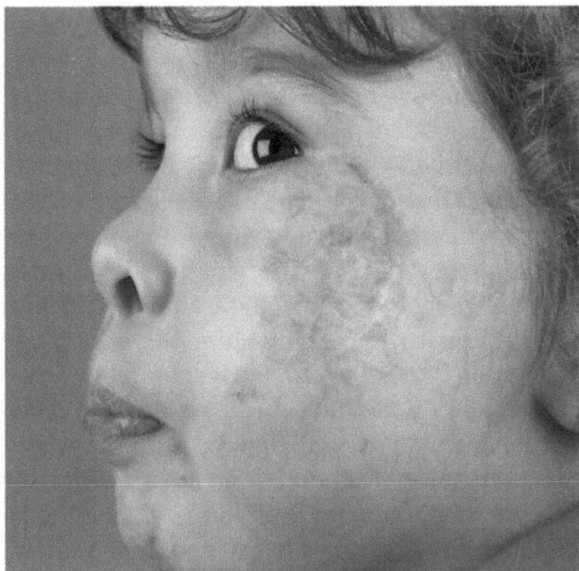

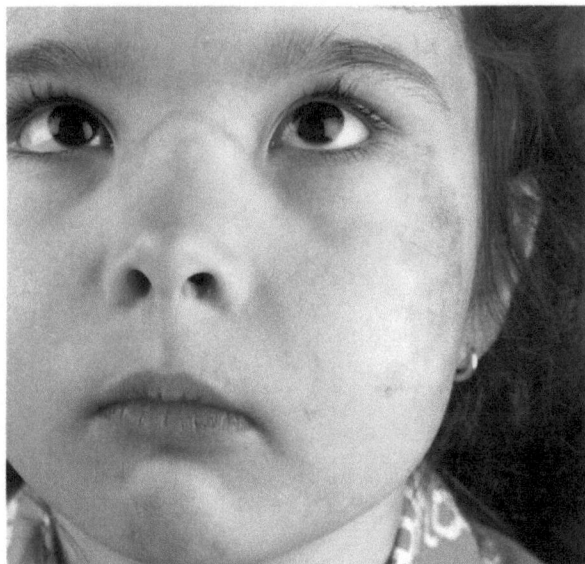

Abb. 11. 5 Monate altes Mädchen mit Hämangiom der linken Wange

Abb. 12. Gleiches Mädchen wie in Abb. 11 nach perkutaner Nd-YAG-Lasertherapie und erster serieller Exzision der pigmentveränderten Haut

Abb. 13. Gleiches Mädchen wie in Abb. 11 nach subtotaler Exzision der pigmentveränderten Haut

therapie eine Verkleinerung des Hämangioms erreicht werden. Sollten Residuen verbleiben, so lassen sich mit dieser Kombinationsbehandlung die Narbenlängen wesentlich reduzieren und leichter eine normale Konturierung des betroffenen Bereichs erzielen. Da 2/3 aller Hämangiome im Kopf-Hals-Bereich lokalisiert sind, betrifft dieser aus ästhetischer Sicht problematische Körperteil die Mehrzahl der zu behandelnden Hämangiome.

Die häufigste Lokalisation von Hämangiomen im Kopfbereich stellen mit 23,5 % Nase und Lippen dar. Dabei spielt die Nase als Mittelpunkt des Gesichts eine entsprechend wichtige Rolle. Leicht spöttisch wird das Hämangiom an der Nasenspitze auch

"Cyrano-Nase" oder Hämangiom Typ "Cyrano von Bergerac" bezeichnet. Hier sollte in jedem Fall mit dem Neodym-YAG-Laser eine Verkleinerung erzielt werden, um spätere chirurgische Nachresektionen so klein wie möglich zu halten. Ein Beispiel zeigen die Abb. 4-6: ein 4 Monate alter Junge mit einem stark erhabenen Hämangiom an der Nasenspitze. Es erfolgten 2 Nd-YAG-Lasertherapien, die zu einer Verkleinerung führten. Ein Jahr nach letzter Lasertherapie erfolgte die Exstirpation des Hämangiomrests.

Die gleiche Häufigkeit wie an der Nase weisen Hämangiome an der Lippe auf. Eine nichtoperative Verkleinerung sollte hier stets versucht werden, um auch spätere funktionelle Beeinträchtigungen der Lippenmotilität zu vermeiden. Dabei hat sich in unserem Krankengut gezeigt, daß die Remission im Lippenbereich am ungünstigsten verlief und von 64 Patienten 14 (= 21 %) nachoperiert werden mußten. Abbildung 7 zeigt ein 18 Monate altes Mädchen mit einem großen Lippenhämangiom. Es wurden 2 Lasertherapien durchgeführt. Abbildung 8 zeigt 1 Jahr nach letzter Laseranwendung eine Verkleinerung, die jedoch bei weitem noch nicht zufriedenstellend war. Die Hämangiomreste wurden im Alter von 3 Jahren in 2 Schritten von enoral entfernt, und Abb. 9 zeigt das postoperative Ergebnis im Alter von 5 Jahren.

Im Bereich der Wangenregion liegt die Problematik zum einen im Verlauf des Nervus fazialis und der Gefahr seiner Schädigung, zum anderen in der Schwierigkeit, eine Narbe wenig auffallend zu positionieren. Eine gefürchtete Spätkomplikation lang bestehender großer Hämangiome der Wangenregion stellt die Hypertrophie des Os maxillare und des Os zygomaticum aufgrund chronischer Überwärmung dar. Derartige bleibende Asymmetrien des Gesichts sind nur äußerst schwer zu korrigieren. Abbildung 10 zeigt ein 9jähriges Mädchen mit den Auswirkungen eines ehemaligen Riesenhämangioms der gesamten linken Gesichtshälfte.

Intrakutan gelegene Hämangiome hinterlassen nach Remission in etwa 20 % der Fälle Hautveränderungen in Form von Pigmentstörungen und Texturschäden. Bei großflächigen Hämangiomen im Gesichtsbereich können dann Korrekturen erforderlich werden. Ein Beispiel zeigen die Abbildungen 11-13 eines 5 Monate alten Mädchens. Hier konnte zunächst eine komplette Remission durch 3 Laseranwendungen erzielt werden, jedoch verblieben Pigmentänderungen und teleangiektatische Gefäße. Diese wurden in seriellen Exzisionen entfernt. Abbildung 13 zeigt das Kind im Alter von 5 Jahren.

Zusammenfassend betrachtet zeigt sich, daß die Neodym-YAG-Lasertherapie in Verbindung mit einer operativen Entfernung von Hämangiomresten bei großen bis sehr großen Hämangiomen eine ideale Ergänzung darstellt. Es sollte in jedem Fall nach letzter Laseranwendung jedoch mindestens 1 Jahr bis zu einem operativen Eingriff gewartet werden, um sicher zu sein, daß keine weitere Remission mehr eintritt. Wird eine mehrmalige Lasertherapie frühzeitig begonnen, kann dennoch bis zum Alter von 3 Jahren ein weitgehend normales Äußeres erreicht werden, so daß auch psychische Probleme aufgrund von Entstellungen vermieden werden können. Eine erfolgreiche Therapie von Hämangiomen kann aber nur dann möglich sein, wenn die verschiedenen Therapieformen dem Hämangiom angepaßt sind. Alle Hämangiome mit nur einer Therapieform zu behandeln, ist bei der Variabilität des Hämangioms wenig sinnvoll. Es sollten daher bei Therapieproblemen rechtzeitig die Verfahrensgrenzen gesehen werden, um auf andere Verfahren umzusteigen. Dies wird zumindest noch so lange gültig bleiben, bis dank konsequenter Frühtherapie große Hämangiome nur mehr als Rarität zu sehen sind.

Literatur

1. Berlien H-P, Philipp C, Waldschmidt J (1986) Technique and clinical results of Nd-YAG-Laser in plastic surgery. Lasers Surg Med 6:68 (abstr)
2. Djawari D, Cremer HJ (1993) Kontaktkryochirurgische Frühbehandlung des Säuglingshämangioms. Akt Dermatol 19:317-321
3. Grantzow R, Schmittenbecher PP, Schuster T (1995) Frühbehandlung von Hämangiomen: Lasertherapie Monatsschr Kinderheilkd 143:369-374
4. Landthaler M, Hohenleutner U (1993) Lasertherapie Hautarzt 44:413-425

Erfahrungen mit der kombinierten Behandlung von Hämangiomen unter besonderer Berücksichtigung der Fibrinklebung

D. Schumann

Das klinische Protokoll der Hämangiomversorgung im Kindes- und Erwachsenenalter verlangt die Einordnung in 2 Indikationsgruppen. Für die 1. Gruppe besteht eine aufgeschobene Indikation, d. h. nach dem Grundsatz „wait and see" besteht keine Therapieindikation, wenn innerhalb eines Jahres keine Größenzunahme bei zunehmender farblicher Angleichung an die Umgebung beobachtet wird. Der 2. Gruppe werden Hämangiome zugeordnet, die ein Wachstum zeigen. Bei dieser Gruppe haben wir folgende Therapiemethoden durchgeführt:

- Sklerosierung,
- chirurgische Versorgung (Okklusion mit Fibrinkleber und Exstirpation),
- Lasertherapie mit dem Argon- und Nd-YAG-Laser.

Der Kliniker kann die Zuordnung der Hämangiome in eine Indikationsgruppe nur durch regelmäßige metrische Überwachung erzielen. Dazu benötigt er eine Behandlungsstrategie, die dem Einzelfall angepaßt ist. Dabei sind flache Hämangiome der Lasertherapie sehr gut zugänglich. Ein Problem besteht dabei nur im Kleinkindesalter in der Fixierung des Applikationsgebietes. Kavernöse Formen zeigen oft eine massive Tiefenausdehnung, die klinisch nur schwer erfaßt werden kann. Dabei besteht auch die Gefahr, daß diese Hämangiome primär unbemerkt wachsen. Diese Hämangiome sollten daher unbedingt zu einer weiterführenden sonographischen Diagnostik vorgestellt werden.

Eine Erweiterung unserer therapeutischen Möglichkeiten bei der initialen Sklerosierung und bei der Exstirpation stellte die Fibrinklebung dar. Der Vorteil bei der Sklerosierung ist die nach Tissucol Duo S® 1-2 Tage früher einsetzende Fibroblasteninduktion. Dabei entwickelt sich unter Begleitung einer lymphoplasmazellulären Entzündung ein fibroangioplastisches Granulationsgewebe. Dieser Effekt ist infolge der lokalen Thrombopenie erwünscht. Im chirurgischen Schritt können durch Fibrinkleberinstillation die Blutung reduziert und die Präparation verbessert werden. Außerdem besteht die Möglichkeit, prächirurgisch die Ausdehnung der Angiome besser bildgebend darzustellen, weil man durch Kontrastmittelzusatz bei hoher Verfestigungsgeschwindigkeit die Ablagerung erreicht. Dieses Verfahren kann in der Orbita, der äußeren Nase, im Lippen- und Rückenbereich von Bedeutung sein.

Methode

Das Jenaer klinische Protokoll umfaßte in der bisherigen Anwendung in Abhängigkeit von der Diagnose folgende Methoden:

1. Diagnose; messen, vergleichen;
2. sklerosierende Injektionen (hypertonische Lösungen);
3. chirurgische Entfernung und/oder Lasertherapie;
4. Lasertherapie zur ästhetischen Verbesserung des Gesamtergebnisses oder zur Beseitigung von Randrezidiven (Abb. 1-8).

Seit der Bereitstellung von Tissucol Duo S© wurde die Instillationstechnik in die Schritte 2 und 3 eingeführt. Unter Okklusion kann diese Behandlung mehrfach an zentralen und peripheren Stellen gleichzeitig vorgenommen werden. Beim chirurgischen Schritt erfolgt ebenfalls eine mehrfache Punktion mit anschließender Okklusion. Nach relativ kurzer Verfestigungszeit schließt sich die Exstirpation unter Anlegung von Drosselungsligaturen an.

Ergebnisse

In der Zeit von 1989-1993 wurden 1114 Läsionen bei 826 Patienten diagnostiziert und unterschiedlich behandelt. Die Gruppe „wait and see" umfaßte 28 % der Läsionen. Nach dem oben aufgeführten Protokoll (Sklerosierung, Operation, Laser) wurden 71 % behandelt. Lediglich bei 1 % kam eine Glukokortikoidtherapie zur Anwendung. Kein Effekt stellte sich nur bei 6 % der Angiome ein. Bei 28 % kam es zu einer partiellen Rückbildung oder Aufhellung. Eine vollständige Rückbildung wurde bei 66 % erreicht. Einschränkungen im Therapierfolg sind teilweise auch durch Abbruch der Behandlungen durch Patienten bedingt, was häufiger bei den mehrfach zu wiederholenden Lasertherapien zu beobachten war.

Abb. 1
Hämangiom rechte Stirn-Lid-Schläfenregion (Pat. A. R.)

Abb. 2
Zustand nach Expansionschirurgie mit Excision des Hämangioms und Rekonstruktion der Weichteile mit einem Extensionslappen (Pat. A. R.)

Abb. 3, 4
Angeborenes Hämangiom mit starker Wachstumstendenz im Kindesalter (Pat. K. S.)

Kapitel 10 Erfahrungen mit der kombinierten Behandlung von Hämangiomen

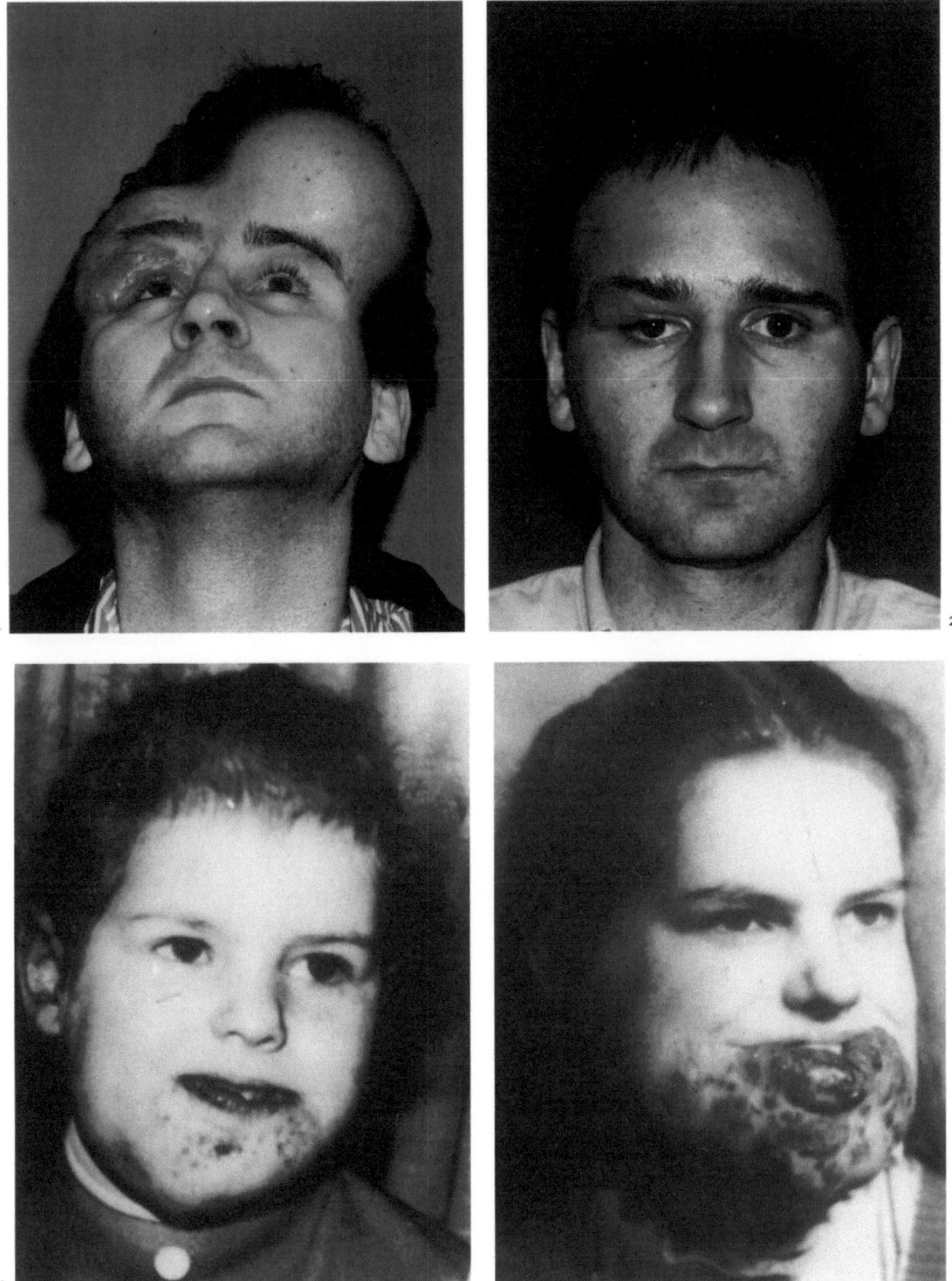

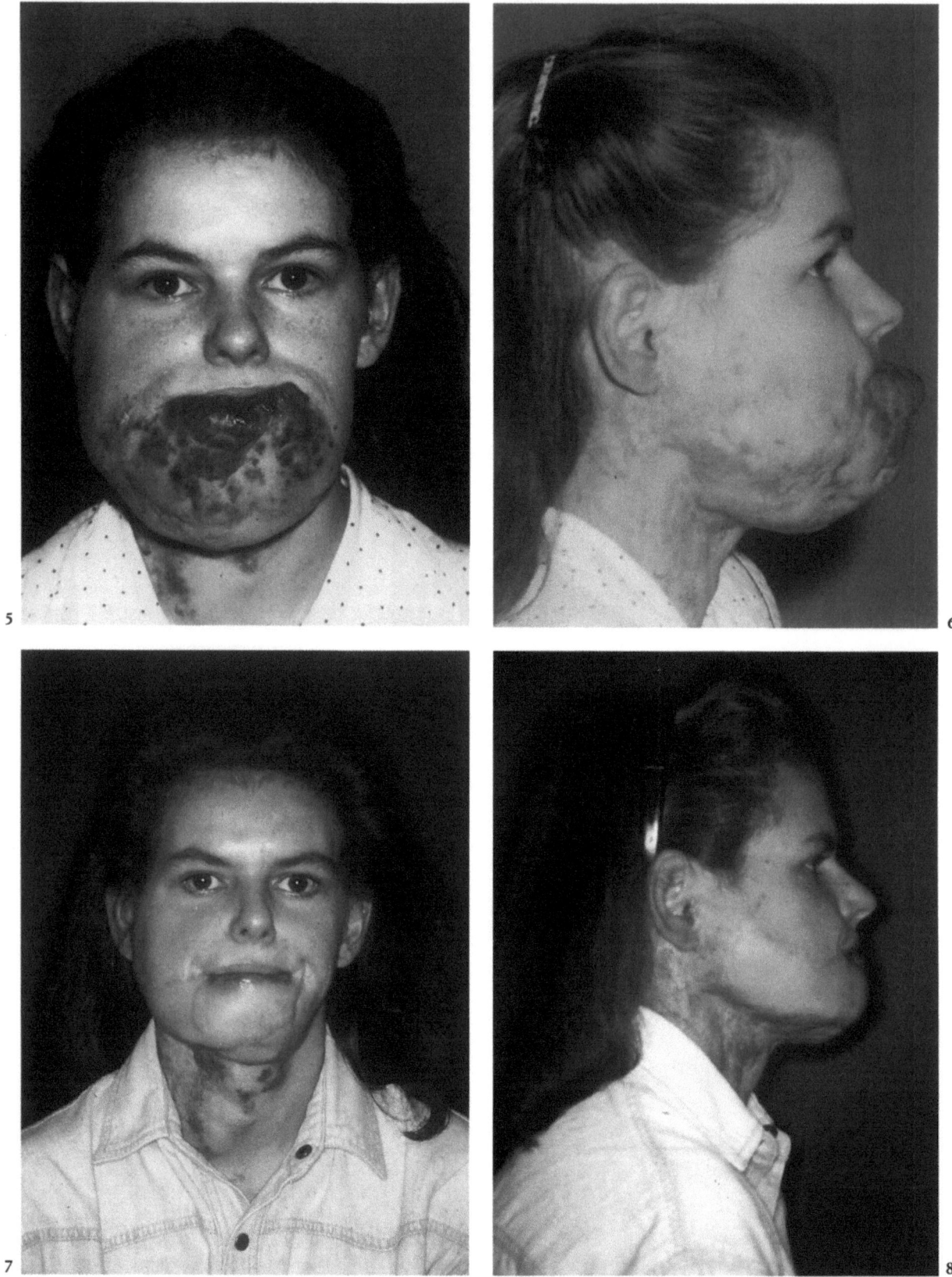

Abb. 5, 6
Zustandsbild bei Aufnahme des Patienten zur kombinierten Therapie (Sklerosierung, Operation, Lasertherapie) (Pat. A. R.)

Abb. 7, 8
Zustand nach Abschluß der Behandlung mit Hämangiomresten am Hals. Alle funktionellen Einschränkungen wurden behoben. (Pat. A. R.)

Diskussion

Die klassischen Verfahren der chirurgischen Behandlung von schwerwiegenden Gefäßdysmorphien können durch sinnvolle Kombinationen und Ergänzungen wesentlich erweitert werden. Neben der Lasertherapie hat sich auch die Fibrinklebung als vorteilhaft erwiesen. So konnte durch die aus der Fistelklebung und Transplantattherapie bekannte Fibrinkleberanwendung eine weitere Verbesserung der Gesamttherapieergebnisse erzielt werden. Durch die initiale Entzündung mit Fibroblasteninduktion konnte sowohl die Rückbildungsrate erhöht als auch die Exstirpation erleichtert werden.

Probleme der Einordnung in wachsende und nichtwachsende Formen konnten bisher infolge fehlender Beurteilungskriterien nicht ausgeräumt werden. Die in diesem Buch erstmals dargestellten sonographischen Möglichkeiten werden in Zukunft eine sinnvolle Ergänzung unseres Protokolls zur Verbesserung der Resulte darstellen.

Erfahrungen mit der Magnesium-Spickbehandlung bei Angiomen

M. Engel, S. Peters

Eine seltenere und eher adjuvante Behandlungsmethode von Hämangiomen, Lymphangiomen und Angiomen stellt die Mg^{2+}-Spickungsbehandlung – insbesondere im orofazialen Bereich – dar. 1893 hat Nicoladini erstmals ein Hämangiom durch Magnesiumeinlagen erfolgreich therapiert. Wissenschaftlich ausgewertet und etabliert wurde das Verfahren durch seinen Schüler v. Payr zu Beginn des 20. Jahrhunderts. Bis in die späten 20er Jahre wurde diese Methode in der Routine angewendet – geriet danach jedoch in Vergessenheit.

In den 80er Jahren wurde die Vorgehensweise von Wilfingseder und Staindl erneut belebt und findet besondere Anwendung im Bereich der Gesichtsweichteile.

Methode

Zur Implantation wird Magnesium der Konzentration 99,8% verwendet. Das Material kann als Meterware in den Stärken 0,25/0,5 mm und 1,0 mm bezogen werden (Goodfellows Metals Ltd Cambridge Science Park, Milton Road, Cambridge CB 44DJ, England). Nach Sterilisation des Drahtes werden Stücke mit einer Länge von 5-10 mm zunächst für einige Sekunden in 10%ige Essigsäure gelegt, wobei unter heftiger Sauerstofffreisetzung die Reduktion des Metalls erfolgt.

Nach Spülung in steriler Kochsalzlösung werden die Metallstücke entweder direkt über Stichinzisionen oder durch dicke Trokarkanülen in das Angiom implantiert. Abhängig von der Größe des Befundes können bis zu 50 cm des Magnesiumdrahtes eingebracht werden. Dabei wird über mehrere Einstichstellen oder Inzisionen multifokal eine vollständige „Spickung" der Gefäßgeschwulst angestrebt. Zur Blutstillung in der Tiefe wird zusätzlich Fibrinkleber in den Tumor injiziert. Abschließend erfolgt eine Wundversorgung mit nichtresorbierbarem Nahtmaterial. Eine perioperative Antibiotikagabe wird empfohlen. Klinische und

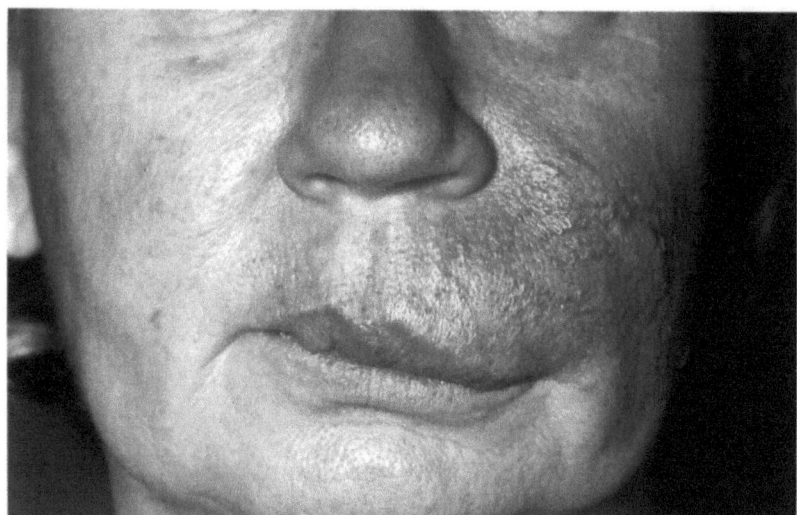

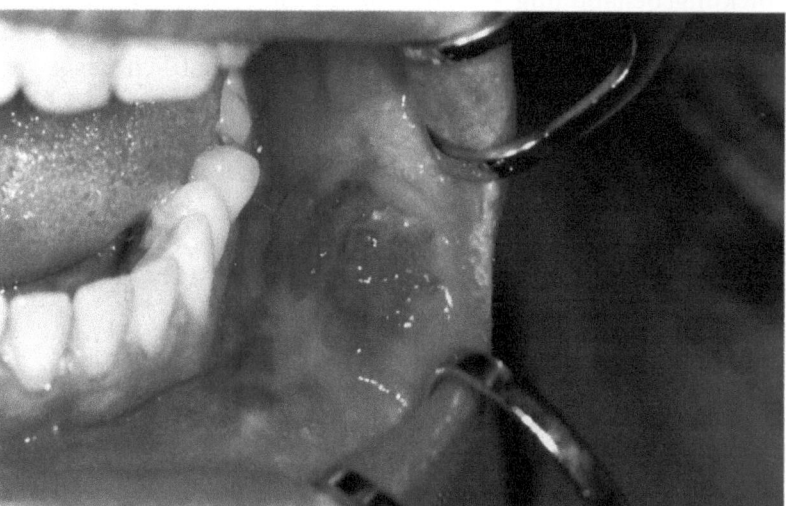

Abb. 1a-d
54jährige Patientin mit einem High-flow-Hämangiom der extraoralen (a) und intraoralen (b) linken Wange und Oberlippe.
Die Behandlung erfolgte zunächst durch supraselektive Embolisationen der versorgenden Gefäßstämme und durch chirurgische Tumorreduktion im Bereich der linken Nasolabialfalte (c).
Abschließender intraoraler Befund nach Magnesium-Spickbehandlung des Restangioms im linken Planum buccale (d)

sonographische Verlaufskontrollen erfolgen anfangs in 14tägigen Intervallen, anschließend alle 6-12 Monate.

Wirkmechanismen

Magnesium oxydiert im Gewebe unter Freisetzung von Wasserstoffionen. Die chemische Reaktion bewirkt eine pH-Verschiebung in den alkalischen Bereich und eine Abnahme der lokalen Sauerstoffkonzentration mit negativem Einfluß auf die Trophik des Tumors. Die Phagozytose der Reaktionsprodukte verläuft ohne wesentliche Fremdkörperreaktion.

KAPITEL 11 Erfahrungen mit der Magnesium-Spickbehandlung bei Angiomen

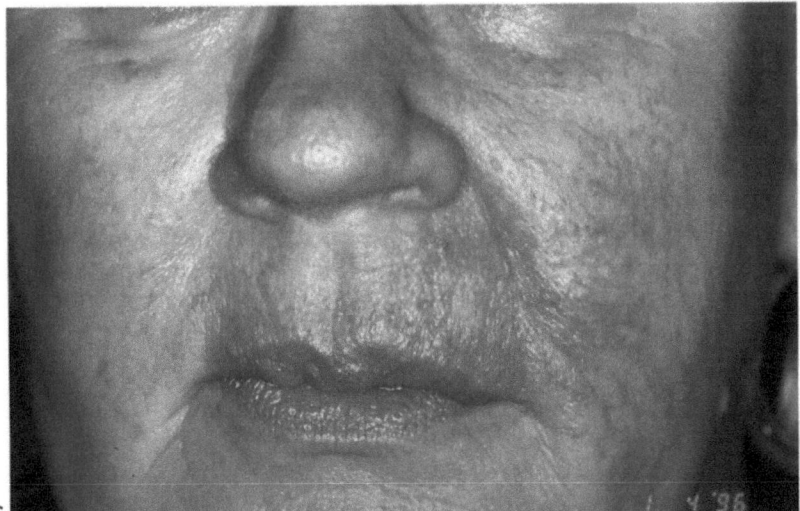

1c

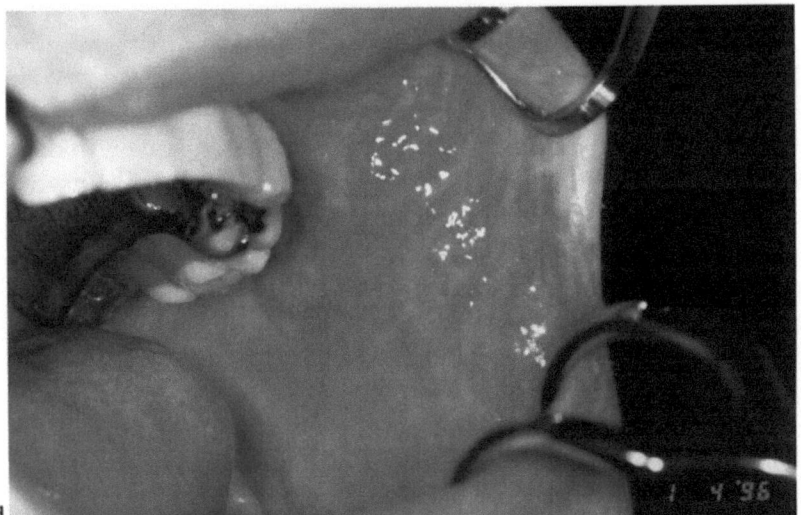

1d

Etwa 2 Wochen nach Implantation beginnt die Resorption der Drahtspitzen. Diese ist in Abhängigkeit von Stärke und eingebrachter Menge des implantierten Materials nach 8-12 Wochen abgeschlossen. Experimentell konnte nachgewiesen werden, daß die Magnesium-Spickung für das nichtangiomatöse Gewebe – insbesondere auch Muskel- und Nervstrukturen – unschädlich ist. Während der Therapie konnte laborchemisch kein Anstieg des Magnesium-Serumspiegels über den Normbereich hinaus festgestellt werden.

Morphologie und Histologie

Ziel der Therapie ist die Involution des Gefäßtumors. Bereits nach einem Behandlungszyklus findet sich zumeist eine deutliche Rückbildung. Klinisch und sonographisch zeigt sich dies durch die Ausbildung von Bindegewebssträngen. Die initial livid-bläulich, prall-elastische Struktur stellt sich jetzt als derbe und grau-weiße Gewebeformation dar. Restanteile der Geschwulst können bei Bedarf einer wiederholten Spickbehandlung oder einer chirurgischen Exzision zugeführt werden.

Histologisch findet sich eine progressive Fibrose durch Einsprossen von Fibroblasten und Fibrozyten. Weiterhin zeigt sich eine Thrombose der kavernösen Kapillaren mit Wandverdickung. Die vaskulären Strukturen werden durch Narben- und Bindegewebe graduell ersetzt.

Diskussion

Das Verfahren hat sich bei den beschriebenen Kasuistiken in der Literatur und im Einsatz bei unseren Patienten bewährt. Insgesamt hat sich die Magnesiumspickung nach NICOLADINI als einfach und komplikationslos erwiesen. Wie unsere Abbildungen zeigen, können gerade in ästhetisch und funktionell kritischen Bereichen – wie zum Beispiel der orofazialen Region mit der komplikationsträchtigen Nähe zu den Ästen der Nervus facialis – gute Behandlungsergebnisse erzielt werden.

Die Spickbehandlung ist als sinnvolle Ergänzung zu den in den vorangegangenen Kapiteln dargestellten gängigen Behandlungstechniken anzusehen.

Literatur

1. Hussl H, Papp C, Höpfel-Kreiner I, Rumpl E, Wilfingseder P (1981) Resorption time and tissue reactions with magnesium rods in rats and rabbits. Chir Plastica 6: 117-126
2. Pauzner R (1964) Zur Behandlung der Hämangiome. Med Klinik 59: 1783
3. Payr E (1902) Über die Verwendung von Magnesium zur Behandlung von Blutgefäßerkrankungen. Dtsch Z Chir 63: 903
4. Payr E (1905) Weitere Erfahrungen über die Behandlung von Blutgefäßgeschwülsten mit Magnesiumpfeilen. Zentralblatt Chir 49: 1335
5. Staindl O (1988) Klinik und Therapie der Hämangiome HNO 36: 259-266
6. Staindl O (1989) Treatment of hemangiomas of the face with magnesium seed. Arch otorhino laryngol 246: 213-216
7. Staindl O (1990) Hemangiomas of the lips: treatment with magnesium seeds. Facial plast surg 7: 114-118
8. Wilfingseder P, Martin R, Papp C (1981) Magnesium seeds in the treatment of lymp- and hemangiomata. Chir Plastica 6: 105-116
9. Wunderer S, Strassl H (1975) Metallurgische Untersuchungen von Magnesium zur Spickungstherapie von Hämangiomen. Acta chir Austr 7: 80-82
10. Ullik R, Wunderer S, (1972) Die Behandlung von Hämangiomen im Kiefer- und Gesichtsbereich. Acta chir Austr 4: 81-84

Interferontherapie bei Hämangiomen des Kindesalters

N. NOHE

In den letzten Jahren konnte sich die Behandlung mit Interferon α_2 (IFN-α_2) zunehmend als neue Therapiealternative zur Kortikosteroid-, Laser- und chirurgischen Therapie kindlicher Hämangiome etablieren.

Interferone sind Zytokine, die die Vermehrung von Viren in der Zelle hemmen. Neben dieser antiviralen Wirkung besitzen sie immunregulatorische und antiproliferative Eigenschaften. Die Hauptproduzenten der Alpha-Interferone sind Monozyten und Makrophagen, darüber hinaus sind auch lymphoblastoide Zellen oder Fibroblasten in der Lage, Alpha-Interferone nach Induktion durch Viren, Nukleinsäuren, Hormone oder verschiedene niedermolekulare Verbindungen (z. B. n-Butyrat) zu synthetisieren. Derzeit sind 23 unterschiedliche Varianten des Alpha-Interferons mit Molekulargewichten zwischen 19-26 kDa bekannt. Alle bekannten Subtypen zeigen eine antiparasitäre, antivirale und antiproliferative Wirkung, unterscheiden sich jedoch beträchtlich in ihren relativen Aktivitäten.

Die klinische Wirksamkeit von IFN-α_2 bei Gefäßtumoren wurde erstmals bei HIV-Infizierten gezeigt, bei denen unter Interferon als primär antiviraler Substanz eine Regression des Kaposi-Sarkoms zu beobachten war [1]. Die Wirkungsweise des IFN-α_2 beim kindlichen Hämangiom ist derzeit noch nicht vollständig geklärt. In vitro konnte ein antiangiogenetischer Effekt über eine Hemmung der Endothelzellproliferation und -migration nachgewiesen werden [2, 3]. In vivo wird neben der direkten Inhibition angiogener Faktoren durch Interferon eine indirekte Hemmung der Angiogenese über eine Verringerung der Produktion bzw. Freisetzung veschiedenster endothelialer Wachstumsfaktoren sowie Kollagen diskutiert [4]. Diese Wachstumsfaktoren, die für die rasche Tumorprogression in der Proliferationsphase verantwortlich sind, konnten 1994 mit Hilfe immunhistochemischer Methoden identifiziert werden [5]. Als Marker der Proliferationsphase wurden v. a. PCNA (proliferating cell nuclear antigen) sowie VEGF (vascular endothelial growth factor), bFGF (basic fibroblast

Übersicht
Indikationen zur Interferontherapie

- Befall vitaler Organe mit Funktionsbeeinträchtigung
- Okklusion/Kompression vitaler Strukturen (z. B. Auge, Larynx, Trachea, Nerven)
- Kasabach-Merritt-Syndrom
- Ulzerationen, Blutungen
- Infektionen
- „high output cardiac failure"

growth factor) und die TYP-IV-Kollagenase nachgewiesen. Als charakteristisch für die Involutionsphase zeigten sich – neben deutlich niedrigeren Konzentrationen der genannten Wachstumsfaktoren – TIMP 1 (tissue inhibitor of metalloproteinase 1) sowie Mastzellen. TIMP 1 besitzt direkt-antiangiogene Eigenschaften, die Mastzellen führen über die Ausschüttung von TGFα und TGFβ (transforming growth factor α, β) sowie Interferon zu einer Downregulation der Hämangiogenese. Neben diesen antiangiogenen Eigenschaften wird unter Interferon eine Verringerung der Plättchenadhäsion an der Endothelmembran beobachtet, ein Effekt, der v. a. beim Kasabach-Merritt-Syndrom von therapeutischem Nutzen ist.

Gesicherte Indikationen zur Interferontherapie bei Hämangiomen des Kindesalters sind in der Übersicht aufgeführt. Die allgemein empfohlene Dosierung für IFN-α beträgt 3 Mio. I.E./m^2 Körperoberfläche (KO), die Applikation erfolgt in Form einer täglichen subkutanen Injektion. Üblicherweise wird mit einer Initialdosis von 1 Mio. I.E./m^2 KO begonnen, bei guter Verträglichkeit

Tabelle 1
Nebenwirkungen von Interferon

Lokalisation	Nebenwirkungen
Allgemeinsymptome	Fieber, Kopfschmerz, Müdigkeit, Arthralgie, Myalgie
Knochenmark	Granulopenie, Anämie, Thrombopenie
Gastrointestinaltrakt	Übelkeit, Erbrechen, Diarrhö
Leber	Erhöhung der Leberenzyme
Niere	Proteinurie, interstitielle Nephritis, Hypokalziämie, Hyperkaliämie, Kreatininanstieg, Azotämie
Herz-Kreislauf-System	Hypertonie, Hypotonie, Arrhythmien
Nervensystem	Psychosen, EEG-Veränderungen, Krampfanfälle, Neuropathien, Entwicklungsverzögerung (?)
Immunsystem	Hemmung der B-Zell-Proliferation, autoimmunhämolytische Anämie, Autoimmunthrombopenie, systemischer Lupus erythematodes, Autoimmunthyreoiditis, Interferon-Antikörper
Sonstige	Haarausfall

wird die Dosis über einen Zeitraum von ca. 7 Tagen auf die erwünschte Zieldosis von 3 Mio. I.E./m² KO gesteigert. Im Fall eines Ansprechens setzt der Beginn der Tumorregression meist ab der 4.-6. Behandlungswoche ein.

Die Nebenwirkungen des IFN-α_2 sind der Tabelle 1 zu entnehmen. Bei der zur Therapie des Hämangioms eingesetzten Dosis von 3 Mio. I.E./m² KO sind v. a. Fieber in der Initialphase der Behandlung, ein milder Anstieg der Transaminasen sowie eine Neutropenie zu erwarten. Selten sind v. a. neurologische (Krampfanfälle, spastische Diplegie [7]) oder kardiologische (arterielle Hypertonie, Long QT-Syndrom [eigene Beobachtung] Komplikationen zu beobachten. Eine weitere Komplikation (< 1 %) stellt das Auftreten von Antikörpern gegen Interferon dar, welches mit einem klinischen Responseverlust verbunden sein kann. Langzeitschäden oder eine Wachstumsverzögerung nach einer Interferonbehandlung sind nicht gesichert, das Auftreten einer Interferon-bedingten Entwicklungsverzögerung in wenigen Einzelfällen kann jedoch nicht ausgeschlossen werden [eigene Beobachtung].

Die Abbildungen 1-6 zeigen das Ergebnis einer Behandlung mit IFN-α_2a bei 3 Patienten mit Hämangiomen.

Zur Dauer der Interferontherapie bei Hämangiomen liegen bislang noch keine allgemeingültigen Richtlinien vor. Die Therapie sollte jedoch bis zum Erreichen einer Tumorregression um mindestens 2/3 des Ausgangsvolumens beibehalten werden [6]. Insgesamt scheinen Behandlungszeiträume von 6-18 Monaten indiziert, da ein zu frühes Absetzen noch in der Proliferationsphase zu einem Rebound-Wachstum führt. In Einzelfällen sind bereits Therapien von bis zu 31 Monaten [8] beschrieben.

In einer Vielzahl von Untersuchungen [8,9,10,11,12,13,14,15], in denen Interferon-α_2 zur Behandlung von Hämangiomen eingesetzt wurde, konnte die Effektivität dieses Präparats gezeigt werden. Insgesamt 88% aller mit Interferon behandelten Patienten sprachen mit einer bis zu 100%igen Tumorregression auf die Therapie an, beim Kasabach-Merritt-Syndrom lag die Erfolgsrate bei 64%.

Somit stellt Interferon-α_2 eine wichtige Alternative zur systemischen Corticosteroid- und chirurgischen Hämangiombehandlung dar. Aufgrund möglicher ernster Nebenwirkungen sollte diese Therapie jedoch den wenigen vitalen Indikationen vorbehalten bleiben.

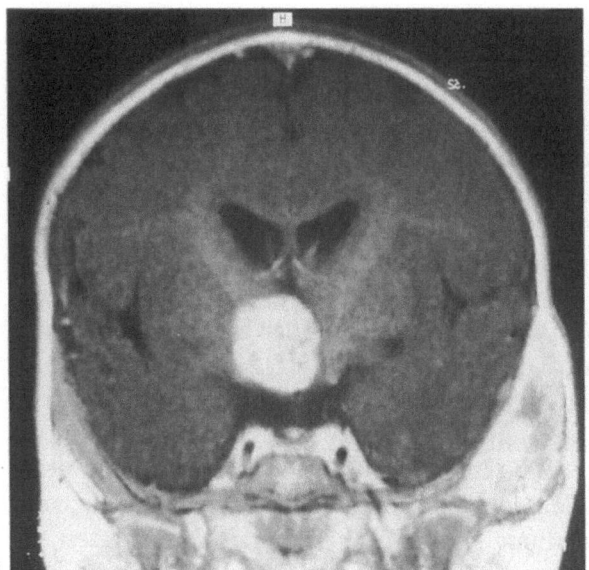 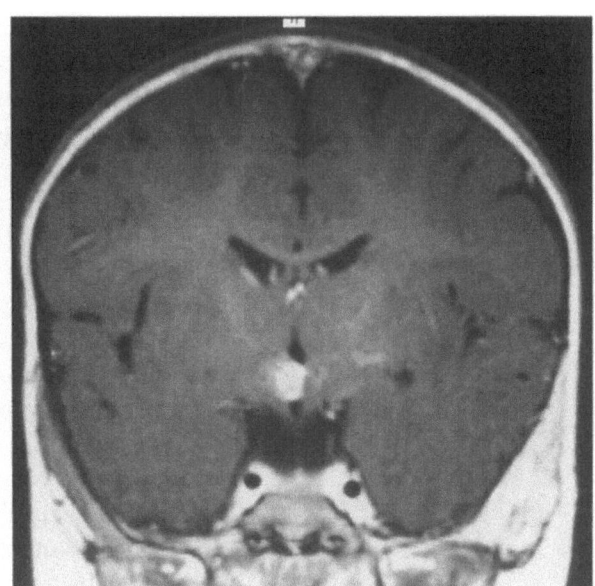

Abb. 1. Im Alter von 3 Monaten wurde ein 1 x 0,6 cm messendes Hämangiom am Boden des 3. Ventrikels mit der Gefahr einer Abflußbehinderung diagnostiziert. Das temporal gelegene kutane Hämangiom zeigte eine Ausdehnung ventrodorsal von 6 cm, kraniokaudal von 5 cm, mediolateral von 2,5 cm, im Bereich des Orbitatrichters bis an den N. opticus reichend

Abb. 2. Nach 6 Monaten IFN-α_2a hatte sich das intrazerebrale Hämangiom um 75 % auf eine Restgröße von 0,5 x 0,5 cm zurückgebildet, das temporale Hämangiom zeigte eine 20%ige Regression in der kraniokaudalen sowie 40%ige Regression in der mediolateralen Ebene

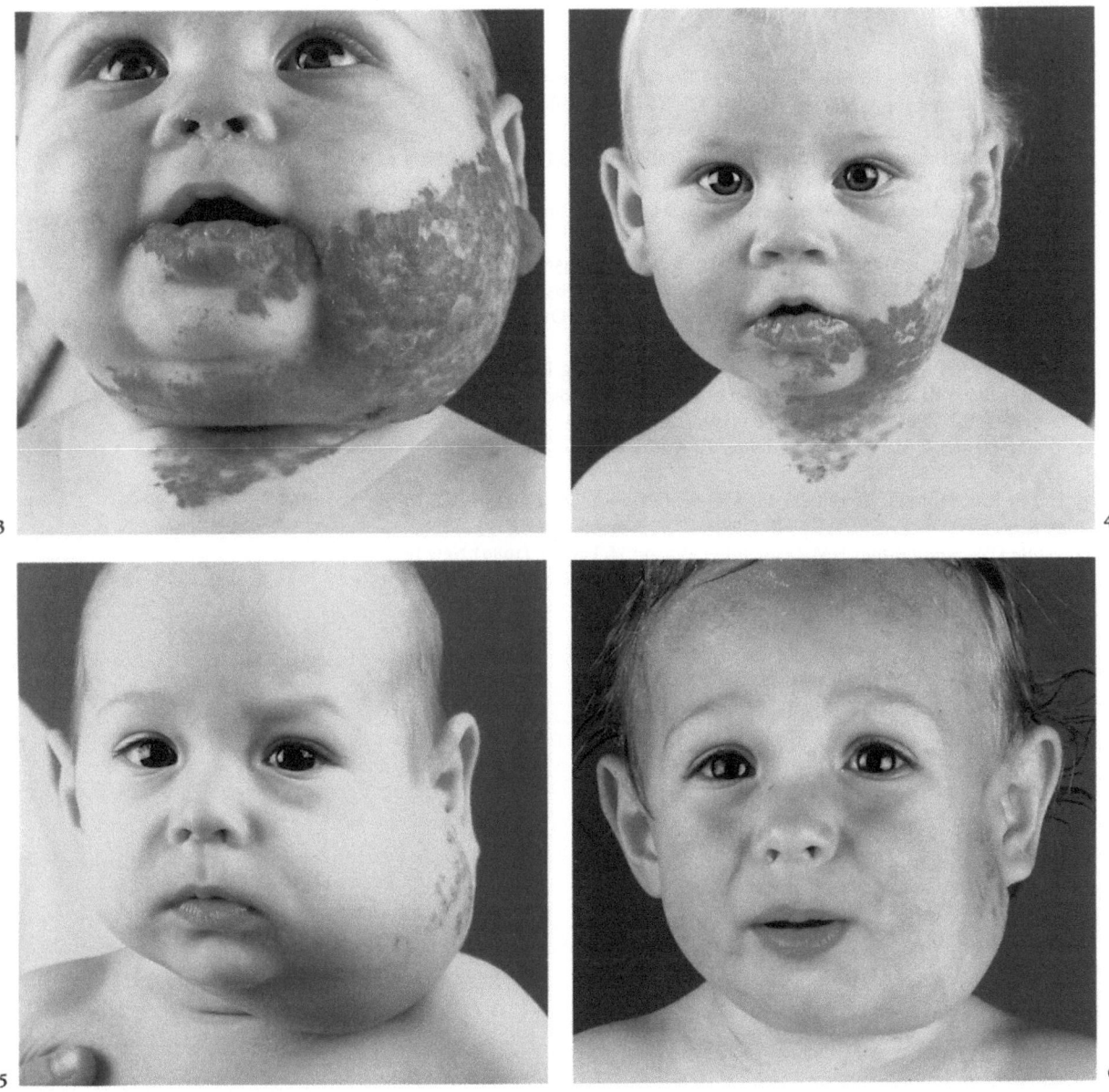

Abb. 3. Wegen rezidivierender Blutungen und Infektionen im Halsbereich trotz mehrfacher Lasertherapien wurde im Alter von 7 Monaten die Indikation zur Interferontherapie gestellt

Abb. 4. Nach 3 Wochen zeigte sich eine von zentral her beginnende Abblassung des Hämangioms, Blutungen oder Infektionen traten nicht mehr auf. Endergebnis nach 6monatiger Therapie mit Interferon IFN-α_2a

Abb. 5. Bereits in den ersten Lebenswochen zeigte dieses Hämangiom im Bereich der linken Halsseite ein rasches Größenwachstum mit beginnender Schiefhalshaltung. Mehrfach durchgeführte Laserungen blieben erfolglos. Im 8. Lebensmonat wurde eine Therapie mit IFN-α_2a eingeleitet

Abb. 6. Endresultat nach 6monatiger Behandlungsdauer

Literatur

1. Rios A, Mansell PW, Newell GR (1985) J Clin Oncol 3:506-512
2. Friesel R, Komoriya A, Maciag T (1987) J Cell Biol 104: 689-696
3. Sidky YA, Borden EC (1987) Cancer Res 47: 5155-5161
4. Ricketts RR, Hatley RM, Corden BJ, Sabio H, Howell CG (1994) Ann Surg 21 : 605-614
5. Takahashi K, Mulliken JB, Kozakewich HP, Rogers RA, Folkman J, Ezekowitz RAB (1994) J Clin Invest 93: 2357-2364
6. Iyer CP, Stanley P, Mahour GH, (1996) Am Surgeon 62: 356-360
7. Flier JF, Underhill LH (1995) Nwe Eng J Med 26: 1757-1763
8. Ohlms LA, Jones DT, McGill TJI, Healy GB (1994) Ann Otol Rhinol Laryngol 103: 1-8
9. Ezekowitz RAB, Mulliken JB, Folkman J (1992) New Eng J Med 22:1456-1463
10. White CW, Wolf SJ, Korones DN (1991) J Pediatr 118:59-65
11. Teske S, Ohlrich SJ, Gole G, Spiro P (1994) New Zealand J Ophtal 22: 13-17
12. Teillac-Hamel D, de Prost Y, Bodemer C, Andry P (1993) Br J Dermatol 129: 473-476
13. Hatley RM, Sabio H, Howell CG, Flickinger F, Parrish RA (1993) J Ped Surg 28: 1356-1359
14. White CW, Sondheimer HM, Crouch EC, Wilson H, Fan LL (1989) New Engl J Med 320: 1197-1215. MacArthur CJ, Senders CW, Katz J (1995) Arch Otolaryngol Head Neck Surg 121: 690-693

Kortisontherapie von Hämangiomen

G. KAUTZ, I. KAUTZ, H. CREMER

Seit über 30 Jahren stellt die Behandlung mit Kortikosteroiden eine erfolgreiche Therapieform bei Hämangiomen dar. Mehrere Autoren berichteten bereits in den späten 60ern über Erfolge in der Behandlung kindlicher Hämangiome mit der systemischen Gabe von Kortikoiden [1, 2, 3] Die Indikation für diese Therapieform sollte jedoch immer sehr kritisch gestellt werden. An erster Stelle im Therapieregime stehen die anderen in diesem Buch genannten Therapieformen wie Kryo- und v. a. Lasertherapie, deren Effizienz mittlerweile auch die Ergebnisse der lokalen Applikationsformen der Steroidtherapie (intraläsionale Injektionen) deutlich übertrifft. Ausgedehnte vergleichende Studien aller bislang gängigen Behandlungsformen ergaben besonders hinsichtlich Behandlungsdauer und kosmetischem Ergebnis die deutliche statistische Überlegenheit der Lasertherapie [4]. Ergeben sich jedoch Probleme mit diesen Behandlungsmethoden, so stellt die systemische Gabe von Kortison und rekombinantem Interferon-alpha (2α) eine Ultima ratio dar. Insbesondere bei Problemlokalisationen im Gesicht und bei systemischen Hämangiomen mit Beeinträchtigung vitaler Funktionen hat sich die systemische Steroidbehandlung — als Methode der Wahl noch vor der Zytokintherapie — mit guten Ansprechraten und Resultaten als wertvolle Alternative auch jetzt noch bewährt [5].

Der genaue Wirkmechanismus von Kortikosteroiden bei Hämangiomen ist derzeit noch unklar. Anhand klinischer Beobachtungen und experimenteller Studien wird vermutet, daß möglicherweise vasokonstriktive und angiogeneseinhibierende Effekte verantwortlich sind für ihre therapeutische Wirksamkeit [6, 7, 8].

Wie bereits erwähnt, kommt die medikamentöse Intervention besonders bei Symptomen zum Einsatz wie Obstruktion der Atemwege, Dysphagie, Infektionen, Thrombozytopenie, mikroangiopathischer hämolytischer Anämie und Verbrauchskoagulopathie (Kasabach-Merritt-Syndrom) sowie progressiver Herz-Kreislauf-Belastung, Verschluß des äußeren Gehörganges, Beeinträchtigung des Sehvermögens und schwerwiegenden Gesichtsdeformierungen [9]. Einleitung und Durchführung dieser Therapie sollten dabei erfahrenen Therapiezentren vorbehalten bleiben und in enger interdisziplinärer Zusammenarbeit zwischen Pädiatrie, Dermatologie, Radiologie und Chirurgie erfolgen. Bewährt hat sich eine stationäre Einleitung der Kortisontherapie. Zeigt sich der Therapieverlauf dann stabil, reichen ambulante Verlaufskontrollen aus. Eine langfristige Nachbeobachtung auch nach Abschluß der Kortisontherapie muß mit den Eltern bereits vorab besprochen und organisiert werden.

Voraussetzung jeder hochdosierten Steroidtherapie sind eine umfassende Anamnese und eine vollständige körperliche Untersuchung. Kontraindikationen einer Steroidtherapie müssen unbedingt ausgeschlossen werden. Während der Therapie sind regelmäßige Verlaufskontrollen von Blutdruck, Körpergewicht, Laborwerten und Stuhlproben (okkulte gastrointestinale Blutungen) notwendig. Die am häufigsten während der Steroidbehandlung auftretenden Nebenwirkungen sind Gewichtszunahme mit Ausprägung cushingoider Fazies und eine Verhaltensänderung im Sinne vermehrter Reizbarkeit; daneben werden jedoch auch Wachstumsverzögerung und osteoporotische Beschwerden erwähnt. Alle genannten Veränderungen waren nach Abschluß der Therapie voll reversibel [5].

Die Steroidtherapie kann intraläsional, oral und intravenös erfolgen. Im diesem Abschnitt soll jedoch nur die systemische Therapie dargestellt werden. Intraläsionale Behandlungsmethoden werden in diesem Buch in Kapitel 8 von Prof. Winter dargestellt. Bei den systemischen Behandlungsformen gibt es 2 Alternativen. Zum einen erfolgt sehr häufig eine Behandlungsform nach dem Motto „short course, heavy dose, dabei werden 20 bis maximal 40 mg Prednisolon/Tag über 2-4 Wochen eingesetzt. Als Alternative hierzu wird Prednisolon in einer Dosierung von 1-5 mg/kg KG/Tag eingesetzt. Diese Therapieform wird dann zumeist über mehrere Wochen bis Monate durchgeführt. Sinnvoll ist sie v. a. dann, wenn es nach Absetzen einer Hochdosisbehandlung immer wieder zu Wachstumsschüben kam. Die Wahl einer der beiden Methoden ist abhängig von der Wachstumsprogredienz und dem Einschränkungsgrad durch das Hämangiom. Bei uns hat sich v. a. die frühzeitige, langfristige, niedrigdosierte Hämangiomtherapie bewährt. Dabei hat sich insbesondere gezeigt, daß die Dosisreduktion sehr langsam ausschleichend erfolgen muß. Andernfalls sind die auch in der Literatur häufig beschriebenen Rezidive möglich [10].

Sehr gut eignet sich zudem eine Kombination von Lasertherapie und Kortisonbehandlung. In dem an diesen Beitrag angeschlossenen Bildbeispiel wird ein massives Hämangiom mit intraorbitaler Beteiligung gezeigt. Neben der kosmetischen Beeinträchtigung ist in derartigen Fällen besonders die Funktionseinschränkung des betroffenen Auges zu beachten. Ohne adäquate Behandlung drohen dabei schwere Einschränkungen des Sehvermögens über refraktäre Anomalien bis hin zu Reizdeprivationsamblyopie. Operative Behandlungsmethoden wurden im vorgestellten Fall zu Therapiebeginn von mehreren Fachbereichen abgelehnt. Unter der systemischen Kortisontherapie konnten primär ein Wachstumsstop und dann eine beginnende Involution des Hämangioms erzielt werden. Danach wurden dann mehrere Nd-Yag-Laser-Sitzungen zur weiteren Volumenreduktion erfolgreich durchgeführt. Das letzte klinische Bild zeigt einen stabilen Zustand, subkutan finden sich in der farbkodierten Duplexsonographie nur noch gering vaskularisierte Hämangiomreste. Diese bedürfen z. Z. keiner weiteren Therapie.

Grundvoraussetzung für eine Kortisontherapie ist zudem eine ausführliche prätherapeutische Dokumentation der Hämangiome. Soweit technisch möglich, sollte in diesen Fällen immer eine farbkodierte Duplexsonographie zur Darstellung der Vaskularisation durchgeführt werden. Außerdem sollten zur genauen Darstellung der Größenausdehnung und zur topographischen Einordnung CT oder Kernspintomographie durchgeführt werden, ggf. auch Angiographie zur Darstellung der versorgenden Gefäße [11, 12].

Literatur

1. Katz HP (1965) Thrombocytopenia associated with hemangioma: critical analysis of steroid therapy. Proc Of the XI Internatl Congress of Pediatrics, Tokyo 336
2. Zarem HA, Edgerton MT (1967) Induced resolution of cavernous hemangiomas following prednisolone therapy. Plast Reconst Surg 39: 76-83
3. Brown SH, Neerhout RC, Fonkalsrud BW (1972) Prednisone therapy in the management of large hemangiomas in infants and children. Surgery 71: 168-173
4. Achauer BM, Chang CJ, Vander Kam VJ (1997) Management of hemangiomas of infancy: review of 245 patients. Plast Reconstr Surg 99(5): 1301-1308
5. Sadan M, Wolach B (1996) Treatment of hemangiomas of infants with high doses of prednisone. J Pediatr 128: 141-146
6. Zweifach HW, Shorr E, Black MM (1953) The influence of adrenal cortex on behavior of terminal vascular bed, Ann NY Acad Sci 56: 626-633
7. Folkmann J (1984) Toward a new understanding of vascular proliferative disease in children. Pediatrics 74: 850-856
8. Mulliken JB, Zetter BR, Folkmann J (1982) In vitro characteristics of endotheliumfrom hemangiomas and vascular malformations. Surgery 92: 348-353
9. Baumann NM, Burke DK, Smith RJ (1997) Treatment of massive or life-threatening hemangiomas with interferon alpha. Otolaryngol Head Neck Surg 117(1): 99-110
10. Assaf A, Nasr A, Johnson T (1992) Corticosteroids in the management of adnexal hemangiomas in infancy and childhood. Ann Ophtalmol 24(1): 12-18.
11. Enjolras O, Riche MC, Merland JJ (1991) Superficial vascular malformations: clinical aspects and complementary tests. Ann Chir Plast Esthet 36(4): 271-278
12. Betti R, Nessi R, Blanc M, Bencini PL, Galimberti M, Crosti C, Uslengi C (1990) Ultrasonography of proliferative vascular lesions of the skin. J Dermatol 17(4): 247-251

Leitfaden für die Hämangiom-diagnostik und -therapie

G. Kautz

Fragestellung: *Wo und wann* stelle ich einen Hämangiompatienten vor
Wie läuft die Behandlung ab **?**

1. Vorstellung primär bei Dermatologen oder Kinderärzten: sobald sich hämangiomverdächtige Läsionen zeigen, dabei keine Zeit für eventuelle Frühtherapie verschenken.

2. Anamnese- und Befunderhebung:
- Ausführliche klinische Dokumentation (Lokalisation, Größe, Farbe, etc.)
- Fotodokumentation
- Farbkodierte Duplexsonographie
- Bei Bedarf:
  — Angiographie
  — Kernspintomographie
  — sonstige weiterführende Diagnostik

3. Festlegung eines Therapiekonzeptes:

A Konservativ:
- ambulante Verlaufskontrollen, anfänglich alle 3 Monate
- ausführliche Information der Eltern
- bei Größenzunahme oder sonstigen Komplikationen sofortige Wiedervorstellung notwendig

B Aktiv: ambulant oder stationär:
- Kryotherapie
- Lasertherapie
- Exzision
- Embolisation
- Spickung
- Steroide / Interferon
- Kombinationsbehandlung

Indikationen: siehe jeweiliges Kapitel

Sachverzeichnis

Die **halbfett** gesetzten Seitenzahlen verweisen auf Abbildungen

Absorbierte Energiemenge pro Volumeninhalt	100
Absorption, gute	67
Absorptionskoeffizienten	80
Aethoxysklerol®	94
Allergische Reaktion	90,94
Allopezia areata	103
Alpha-2-Interferon	28
Anamnese	39,41
Anästhesierende Wirkung	90
Aneurysma racemosum	2
Angioblastom (s. auch tufted Angiom)	29
Angiogenese, indirekte Hemmung der	121
Angiogenetische Faktoren	14
Angiographie	49,50,51,129,131
(s.auch Diagnostik)	
Angiokeratoma	17
– bei Fucosidosis	17
– circumscriptum	17
– corporis diffusum	17
– Fordyce	17
– Mibelli	17
Angiokeratome	17,32,33,71
– angeboren	17
– erworben	17
– lokalisiert	17
– multipel	17
– solitär	17
– zostriform	33
Angiome	16
– eruptive	16,28,30
– tufted	16
– verrucöse	17,33
– weiß	20
Antiangiogenetischer Effekt	121
Antibiotikagabe, perioperativ	116
Antikörper gegen Interferon	123
Antiproliferative Wirkung	121
Anzahl der Hämangiome	18
– einfach	18
– multipel	18
Argonlaser	85
– Therapie	**68**
Arteriovenöse Anastomosen	94
Arteriovenöse Shunts	95
Äste des N. facialis	118
Asymmetrien des Gesichts	106
Atrophie	29
Atrophische Narben	29
Atrophisches Hautareal	**93**
Auge	103,129
Augennähe	94
Augenunterlid	**102**
Ausgewählte Indikationsstellung	118
Autoradiogramm	4
Bakterientoxine	27
Barefiber	**73**
Beeinträchtigung vitaler Funktionen	127
Befall vitaler Organe	122
Befund	39,41
Behandelte Fläche	85
Behandlung von Hämangiomen	84
Behandlungsergebnis	67
Behandlungsindikationen	11,131
– (s.auch Therapieübersicht)	
– Strahlentherapie	11
Behandlungskonzept	95
Behandlungsmethoden	49
Behandlungsnotfall	49
Belastung, psychische soziale	56,57
Benigne venöse Malformationen	86
Bestrahlungszeiten	66
bFGF (basic fibroblast growth factor)	121
Bildverarbeitungssystem	43
Bindegewebige Organisation	49,50
Blitzlampengepumpte hochenergetische Lichtquellen	70,79

Sachverzeichnis

Blue Rubber Bleb Naevus
   Syndrom 32,33
- schwarz-bläuliche Vorwölbung 32
- chirurgische Excision 32
Blutdruckschwankungen 123
Blutschwamm 2,13–40
Blutung 18,122
- massive im Bereich des
   Magendarmtrakts 28

Cataract 35
Chirurgische Excision 84
Chirurgische Exstirpation 96
Chirurgische Intervention 84
Chirurgische Resektion 102
Chirurgische Tumorreduktion 116
Chirurgische Versorgung 109
- Okklusion mit Fibrinkleber 109
- Extirpation 109
Chronische Überwärmung 106
Computertomographie (CT) 50,129
- (s.auch Diagnostik)
- Weichteildarstellung 50
Congenital multiple plaquelike
   glomus tumor 34
Congenitale vaskuläre Tumoren 16
Cut-off-Filter 80
Cutan-subcutane Hämangiome 49
Cutane Hämangiome 49
Cutis laxa 59
Cutis marmorata teleangiectatica
   congenita 17,34,35
- isoliert 17
- in Kombination mit
   Fehlbildungen 17,34,35
Cutis marmorata teleangiectatica
   congenita 34,35
cw-Argonlaser 70
Cyrano-Nase 26,106

Dauerstrichlaser 67
Definition und Klinik von
   Hämangiomen 13
Denaturierung 90
Dermopan 10
Diagnostik 17,36,42,131
- Angiographie 36,49,51
- Computertomographie 50
- Histologie 51
- Immunhistochemie 51
- Kernspintomographie 36,48,50
- Klinik 13–40
- Klinischer Blick 36
- Richtlinien 15
- Serum 51
- Sonographie 36,43–50
- Urin 51

Differentialdiagnose 17
Digitales Bildverarbeitungssystem 43
Disappearing bone disease 32
- (s. auch Gorham-Stout-Syndrom)
Downregulation der Hämangio-
   genese 122
Drosselungsligatur 110
Dysphagie 127

Echogenität 43–50
- echoreich **45,46**
- echoarm 47
Eigenschaften
- Antiproliferative 121
- Immunregulatorische 121
Eindringtiefe des Lichts 80,100
Einteilungsmöglichkeiten 13–40
- bisherige 14
- nach Cremer 5,16,18
- nach Mulliken und Glowacki 15
- neue 15
Eiskristallbildung, intra- und
   extrazelluläre 57
Embolisation 51
Embolisationstechniken 51
EMLA®-Pflaster, Salbe 96
Endotheliale Wachstumsfaktoren 121
Endothelium 13
- kaposiformes 16
Endothelmembran, Verringerung
   der Plättchenadhäsion 122
Endothelzellmigration 121
Endothelzellproliferation 121
Endwicklungsanomalien 13
Energiedichte (J/cm2) 66,85
Entscheidungskriterien 49
Entstehungsphase 59
Erbium:YAG-Laser 67,71
Erblindungsgefahr **26**
Erdbeernävi 2
Erfassungsbogen zur Dokumentation
   von Gefäßanomalien 39
Erhabene gräuliche Tumoren
   mit Teleangiektasien 28,31
Erhabene violette Tumoren 28,31
Erhabenes Hämangiom 21
Eruptive Angiome
   (granuloma pyogenicum) 16,28,30
Erwärmung 100
Erythema nuchae 3
Erythrosis interfollicularis colli 86
Essentielle Teleangiektasien 86
Excision 96
Exstirpation 109
Exulzeriertes Hämangiom 103
- Anogenitaler Bereich 103
- an der Nasenspitze **103**

Sachverzeichnis

Familiäre Konflikte 56
Farbdoppler 43–54
Farbkodierte Duplex-
sonographie 129,131
Farbstofflaser-Therapie 99
Färbung
- bläulich 13,23
- blaßer Ring 19
- diffus gerötet 16,19,20
- fleischfarben 30
- gräulich 16,28,31
- Inselbildung 22
- lividrot 35
- rötlich braun 30,32
- schwärzlich-bläulich 32,33
- teleangiektatisch 16,19,20,32,35
- verrucös 32,33
- violette Tumoren mit erweiterten
  Venen 16,28,30
- weiß 16
- weißer Ring 16
Faziales Angiom 111
Fibrinkleber 115
Fibrinoblasteninduktion 113
Fibroangioblastisches
  Granulationsgewebe 109
Fibroblasteninduktion 109
Fibrosierung 116
Flächenermittlung 66
Flächige Entzündungen 75
Flüssiger Stickstoff 55,57
Fotodokumentation 42,66,131
Fotographien von Hämangiomen 42
- Extremitäten 9,11
- Nase 9
Fremdkörperreaktion 117
Frühgeburt 14
Frühtherapie 36,59,95,107
Fucosidosis 17
Funktionelle Beeinträchtigung 106

Gefäß
- dysmorphien 113
- fehlbildungen (vaskuläre
  Malformationen) 56,4,13
- malformationen 17,32
- - hämangiomähnlich 32
- neoplasien 4
- tumoren 14
Gemischtes Hämangiom 21
Geometrie der Belichtungsfläche 81
Gepulster Alexandritlaser 67
Gepulster Farbstofflaser
  28,36,67,**68**,70,73,79,84,85,86,101
Gepulster Nd:YAG-Laser 67
Gepulster Rubinlaser 67
Geschlechtsverteilung 14

Gesichtsbereich 118
Gesichtsdeformation 127
Gewebsnekrosen 90
Glomangiome (congenital
  multiple plaquelike glomus) 17,34
Glomustumor 17,30
Glukokortikoidtherapie 110
Glutealregion 102
Gorham-Stout-Syndrom
  (disappearing bone disease) 17,32,33
Größe der Hämangiome 18
Größendarstellung 65
Gruppenförmige Hämangiom-
  papeln 20

Halbseitenbetonte Hämangiome 28,30
- viszerale Beteiligung 28
Hämangioendotheliom 16,51
- kaposiformes 16,29
Hämangiofibrosarkom 51
Hämangiom, Lokalisierung
- am Auge 44
- am Nasenrücken 61
- an der Nasenspitze 44
- an der Unterlidkante 61
- Augenwinkel 62
- am Lippenrot 62
- an der Mundschleimhaut 62
- am Präputium 62
- im Lippenbereich 56
- im Unterlippen-Kinn-Bereich 92
- Knie und Unterschenkel 62
Hämangiomähnliche
  Gefäßmalformationen 32
Hämangiomatosen 16,25
- benigne neonatale 16,25
- benigne vaskuläre 15
- disseminierte 16,25
- systematisierte 16
- viszerale 16,25,28
Hämangiomdiagnostik 131
Hämangiome 4,13
- Anzahl 18,22
- Definition 13–40
- Diagnose 17
- Diagnostik 41–54
- Differentialdiagnose 17
- Echogenität 43–50
- Einteilung 13–40,49
  (s.auch Einteilungsmöglichkeiten)
- Erweiterte Klassifizierung 18
- Farben (s. auch Färbung)
- Fläche 42
- Größe 18,22
- Histologie 3
- Klassifikation 14,15,16
- klassische lokalisierte 15

Hämangiome
- Komplikation 18,22
- Lokalisation (s.a. Lokalisationen und Fotographien) 18,25
- Mischformen (cutan-subcutan) 15,19
- mit echoreichen Anteilen 46
- Nomenklatur 1
- oberflächliche (cutane) 15
- Papeln 19,20
- Pathogenese 14
- Phasen 4,13,18
- Prädisponierende Faktoren 14
- - Frühgeburtlichkeit 14
- - Geschlecht 14
- Problembereiche 18
- Rückbildung 4,13,22
- Sonderformen 16
- Sonographie 43–50
- Terminologie 1
- Tiefenausdehnung 43–55
- tiefliegende (subcutane) 15,19
- Topographie 43–55,48
- Vaskularisation 43–50
- Wachstum 4,13,22,49
Hämangiome im Kopf-Hals-Bereich 100,105
- Psychologische Belastung 100
Hämangiomkomplikationen 25
Hämangiomtherapie 131
- aktuelle Standortbestimmung 7
- niedrigdosierte 128
- Strahlenschäden nach 8
Hämangioperizytom 30
Hämangiosarkom 32
Hämoglobin 80
Hämorrhoidalleiden 89
Handinnenfläche 51
Hautareal, schlaffes atropisches 96
Hautatrophien 85
Hauttyp IV und V 85
Heilbronner Arbeitskreis Hämangiomtherapie 37
High output cardiac failure 122
High-flow-Hämangiom 116
Histologie 3,51
- Hämangiomfibrosarkom 51
- Hämangioendotheliom 51
- Rhabdomyosarkom 51
- immunhistochemische Untersuchungen 51
- Urin- u. Serumuntersuchungen 51
Hitzedenaturierung 101
Hitzeschädigung der Haut 100
Hochdosierte Glukokortikoidtherapie 84
Hochdosisbehandlung 128

Hyperkeratose 32
Hyperpigmentierung 75,85
Hyperthrophie des Os maxillare 106
- Os zygomaticum 106
Hypertonische Lösungen 110
Hypertrichose 86
Hypopigmentierungen 75

Immunhistochemische Methoden 121
Impetigoartige Krustenbildung 75
Implantation 115
Impulse, einfach, zweifach, dreifach 84
Impulsgröße 81
Impulssequenzen 84
Indikationen zur Interferontherapie 122
Infektionen 18,94,122,127
Infiltrationstechnik 94
Infiltrative Tumoren 28
Infrarotbereich 100
Inhibition angiogener Faktoren 121
Initiale Sklerosierung 109
Initiale Verödungsbehandlung als Vorbereitung auf Exstirpation 89
Injektionskanüle 92
Injektionstechnik 94
Instillationstechnik 110
Interdisziplinäre Zusammenarbeit 128
Interferon, natürliches gereinigtes 123
Interferon-α2(IFN-α2) 29,121
Interferontherapie 121,**125**
Interstitielle Lasertherapie 101
- Nd:YAG-Lasertherapie 86,95
- Thermotherapie 67,75,84
Intrafokale Nd:YAG-Lasertherapie 49,51,73
Intrakutane Hämangiome 106
Intralaisionale Lasertherapie 36
Intraorbitale Beteiligung 128
Intrazerebrales Hämangiom **124**
Involution, Phase der frühen 4,13
- Phase der späten 4,13
Isolation 56

Kaposi-Sarkom 121
Kaposiformes Hämangioendothelium (Spindelzell-Hämangioendothelium) 29,30
Kasabach-Merritt-Syndrom 16,25,28,29,31,122,123,127
Kavernöse Hämangiome 86
Keloide, Therapie 60
Kernspintomographie 48,129,131
Klassifikation Hämangiome 13–40
Klassische lokalisierte Hämangiome 24

Klassische Hämangiome 36
- Angiographie 36
- Blickdiagnostik 36
- Diagnostik und Therapie 36
- Dopplersonographie 36
- Embolisation mit anschließender Operation 36
- Kernspinuntersuchung 36
- kosmetischer Notfall 36
- Sonographie 36
Klinische Dokumentation 65,131
Koagulationslaser 67
Kohlendioxidlaser (CO2-Laser) 67
Kollagen 121
Kombination mit anderen Behandlungsmöglichkeiten 96
Kombinationstherapie 95,101,106,109
- Chirurgische Excision 101,118
- Fibrinklebung 109
- Lasertherapie und Kortisonbehandlung 75,109,128
- Nd:YAG-Lasertherapie und chirurgische Therapie 99
- Spickbehandlung 118
Komplikationen mit Hämangiomen 18,25,59
- Aplasie der Haut 34
- Atrophie der Haut 29
- Bakterientoxine 27
- Blutung 18,25,28,32
- Cataract 35
- Erblindung 26
- Infektion 18,25
- Knochenatrophie 35
- Kreislaufbelastung 28
- Muskelatrophie 35
- Narbe 22,23,25
- Nekrose 35
- Nekrotisierende Fascitis 27
- Notoperation 27
- maligne Entartung 30
- Obstruktion 18,25,28
- Osteolyse 32
- schwerwiegende 94
- Thrombozytopenie 29
- Ulzeration 18,24,25,26
- Verbrauchskoagulopathie 25
- Verhornungsstörung 35
Kompression 95,100
Kompressionsverband 92
Kongenitale vaskuläre Tumoren 16
Konservatives Vorgehen 50
Konsistenzvermehrung 94
Kontaktkryochirurgie 36,61
Kontaktkryochirurgische Frühbehandlung 55
Kontaktkryotherapie 84

Kontinuierliche Strahlen (cw-continuous wave) 66
Kontinuierliches Wellenlängenspektrum 80
Kontraindikation, Steroidtherapie 128
Kopf- und Anogenitalbereich 56
Kortikoidsteroidtherapie, hochdosierte 28
Kortisontherapie 123,127
Kosmetik 36,37
Kosmetisch-chirurgische Behandlung 36
Kreislaufbelastung, massive 28
Krustenbildung 85
Kryochirurgie 55,58
Kryochirurgische Behandlung 95
Kryotechnik 101
Kryotherapie 55,99,127
- Grenzen der 99
Kühlung der Oberfläche
- mit Eis 67
- Kühlküvette 67
Kupferdampflaser 75
Kurzwelliges Licht (500-620 nm) 80

Labium Major 61
Lachsfleck 3
(s. auch Erythema nuchae)
Laserimpulse 80
Laserlicht-Streuung 67
Laserstrahl, durch Eiswürfel 100
Laserstrahlung 66
Lasertherapie 65,95,110,127
- Argon 65,67,68
- Behandlung von Gefäßveränderungen 71
- Beurteilung von Größe und Vaskularisation 71
- Gepulste Laser 65
- farbkodierte Duplexsonographie 71
- narbige Rückbildung 72
- Neodym:YAG-Laser 65,67,68-70
- selektive Photothermolyse 65
- Wahl der Lasermethode 49,71
Lebensbedrohliche Blutungen 32
Leistungsdichte (W/cm2) 66,100
Limitierende Faktoren 99
Lippen 106,110
Lippenangiom 26
Lokalanästhetikum (Emla®) 85
Lokalisationen 24,43-51
- Abdomen 51
- Anogenital 24,51
- Arme 91
- Auge 24,25,26,46,48
- Axilla 21
- Beine 91

Lokalisationen
- Capillitium 21
- craniofacial 16,30
- Finger 91
- Gastrointestinaltrakt 25
- Gesicht 11,21,23,24,30,91
- Glabella 30
- Gluteal 31,46
- Handinnenfläche 51
- Innere Organe 25
- Kapillitium 91
- Kiefer-Hals-Nackenbereich 11
- Kopf 51
- Leber 25,91
- Lippe 24,26
- Lunge 25
- Nase 24,26,46
- Orbita 48
- orofacial 51
- Rumpf 91
- Stirn 47
- Unterlippe 91
- viszeral 16
- Wange 21,23,31,45,46,47,91
- Zehen 91
- ZNS 25
Lokalisierte klassische
 Hämangiome 19
- gemischte 19,21
- oberflächliche 19,20
- tiefliegende 19,21
Long-Pulse Modus 84
Lymphangioma 29
Lymphangiomatosis 29
Lymphoplasmazelluläre
 Entzündung 109

Magnesium-Spickbehandlung 115,116
Magnetresonanztomographie
 (MRT) 50
- (s. auch Diagnostik)
- Abdomen 50
- Kopf- und Genitalbereich 50
- Lokalisation 50
Maligne Entartungen 30
Manueller Druck 92
Massage 92,95
Mastzellen 4,122
Mechanische Kompressions-
 therapie 84
Metrische Überwachung 109
Mikroangiopathische hämolytische
 Anämie 127
Mißbildungen 4
Muskel- und Knochenatrophie 35

N. opticus 124
Nachblutungen 94
Nachkontrollen, regelmäßige 95
Naevi flammei 68,70,86
Naevus araneus 2
Naevus flammeus 1–6
Naevus vinosus 2
Narben, atrophe und hyperthrophe 75
Narbenbildung 18,22,85
- kosmetisch, störende 90,94
Narbenlänge 105
Narbenlose Regression 60
Nase und Lippen 105,110
Nd:YAG-Laser 100
- gepulster und frequenz-
 verdoppelter 70,73
- Sitzungen 129
- Therapie 68,103,105
Nebenwirkungen von Interferon 122
Nekrosebildung 35
Nekrosen 90,94
Nekrotisierende Fasziitis 27
Nervale Störungen 94
Nervus fazialis 106
Neue Klassifizierung gutartiger
 vaskulärer
 Gefäßtumoren 16
Neurologische Komplikationen 123
Nichtkohärentes Licht 80
Nichtoperative Verkleinerung 106
Nodöse Hämangiome 5,14
- Hämangiompapeln 16
Nomenklatur 1ff

Oberflächliche Hämangiome 14,15,19
- (s. auch plane Hämangiome)
Obstruktion 18
- der Atemwege 127
Okklusion 110
- vitaler Strukturen 122
- Kompression 122
Operation 12
Operative Eingriffe 50
Operative Korrekturen 56
Optisches Verhalten des Blutes 80
Orbita 110
Orbitatrichter 124
Orofaziale Hämangiome 51
Orofazialer Bereich 115
Osteolyse 32
Osteoporotische Beschwerden 128

Papeln 19,20
Partielle Bauchdeckenaplasie 34
Partnerschaftsprobleme 56
Pathogenese 14

Sachverzeichnis

PCNA (proliferating cell nuclear antigen)	121	– komplette	18
		– partielle	18
Perkutane Anwendung	100	– graue Inseln	22
Penetrationsverhalten des Lichts	81	Regressionsprozesse	95
Phasen	4,13,18	Reizdeprivationsamblyopathie	129
– proliferative	4,14,18	Rekombinante Interferon-alpha(2α)	127
– stationäre	18		
– regressive	18	Rekombinante Präperate	123
Photodermtherapie	68,69,73,75	Residuen	56
PhotoDerm®VL	79,81	Resthämangiome	91
– Dreifachimpuls	81	Rezidivbildung	91
– Wellenlänge	79	Rhabdomyosarkom	51
– Impulsdauer	79,80	Riesenhämangiom, Gesichtsasymmetrie	104
– Impulsfolge (Sequenz)	79,80		
– Selektivität	79	Risiko der Narbenbildung	67
– Effektivität	79	Röntgentherapie	7–12
Pigmentstörung	106	Rote Keloide	86
Pigmentveränderte Haut	105	Rückbildung	4,13,18,22,50
Pigmentveränderungen	85,101	– (s.auch Regression)	
Plane Hämangiome	5,14,70	– beschleunigt	28
Planimetrie	42	– Verlauf	13
Planotuberöse Hämangiome	5,14	Rückbildungstendenz	56
Plaques oder Knoten	32	Rückbildungszeichen	50
Polidocanol (Aethoxysklerol®)	90	Rückenbereich	110
Portweinfleck	2,3	Rumpf	102
Postoperative Schmerzlinderung	85		
Posttherapeutische Schmerzen	75	Schädigung	
Prädisponiernde Faktoren	14	– Risiko bleibender funktioneller	8
Primäre Exstirpation	102	– Risiko kosmetischer	8
Problembereiche mit Hämangiomen	18,24,49	Schiefhalshaltung	125
		Schmerzen, starke	90
Problemlokalisation	49	Schwellungen	85,101
– im Gesicht	127	Sehvermögen	127
Prodromalstadium	56	Selektive Photothermolyse	79–81
Progressive Fibrose	118	Selektive Wirkung	66
Progressive Herz-Kreislauf-Belastung	127	Selektive Zerstörung	67
		Serielle Exzision	105
Proliferationsphase	56	Skin Resurfacing	71
Prophylaktische Aspekte	99	Sklerosierungstechnik	91
Pseudobestrahlung	10	Sklerosierungstherapie	89,93
Psychische Belastung	96	Sonographie	43–50
– Probleme	107	– Kriterien	49
Pubertät	56	Sonographische Diagnostik	65,109
Pulsdauer	66	Spickung mit Magnesiumdraht	36
		Spider naevi	2
Qualitätsrichtlinien für Laseranwendungen	65	Spindelzell-Hämangioendotheliom	30
		– (s. auch Kaposiformes Hämangioendotheliom)	
Radiumbestrahlung	89	Spontanregression	56
Randrezidive	110	Spontanrückbildungstendenz	29,31
Rasches Wachstum	59	Steroidtherapie	12,127
Rebound-Wachstum	123	– intraläsional	128
Refraktäre Anomalien	129	– intravenös	128
– Einschränkung des Sehvermögens durch	129	– oral	128
		Stichinzision	115
Regression	18,50	Stigmatisation	56
– fehlende	18	Strahlenschäden	7,8

Strahlentherapie	7	Therapieverlaufskontrolle	47
Strawberry marks	3	Therapieversager	86
Streuung der Photonen	81	Therapiewahl	36–38,49,131
Subkutane Hämangiome	49	– bei tiefliegenden und gemischten	
Subkutane Hämangiomanteile	66	Hämangiomen	36
Subkutanes Hämangiom an der Oberlippe	104	Therapiezeitpunkt	36,37–38
		– Frühtherapie	36
Supraselektive Embolisation	116	Therapiezeitpunkt	36,38
Syndrome (s. auch jeweilige Eigennamen)		Thermische Relaxationszeit	80,81
		Thermische Schädigung	80,101
Systemische Hämangiome	127	Thromben innerhalb der vaskulären Läsion	85
Systemische Kortikoidbehandlung	84, 92	Thrombopenie	109
		Thrombozyten	29
Systemische Steroidbehandlung	127	Thrombozytopenie	127
Taches de vin	3	Tiefe kavernöse Anteile	84
Teleangiektasien	5	Tiefenausdehnung	43,49
Teleangiektatische Gefäße	106	Tiefliegende Hämangiome	15,21
Teleangiektatische Hämangiome	16	– (s. auch nodöse Hämangiome)	
Temperaturverteilung	81	TIMP1 (tissue inhibitor of metalloproteinase1)	122
Terminologie	1ff		
Texturschäden	106	Tissucol Duo S®	109
TGFα, TGFb (transforming growth factor α,β)	122	Topographie	43
		Topographische Beurteilung	48
– Dosierung	122	Tuberonodöse Hämangiome	5,14
Therapie	36–38	Tuberöse Hämangiome	14
– Eigenhauttransplantation	27	– am behaarten Kopf	102
– Elektrokoagulation	7	Tufted Angiom (Angioblastom)	16,29
– Embolisation	36,51	– tumor	17,34
– Entscheidungskriterien	49	– singulär	33
– Indikation	41,131	Tumorartige Hämangiome	28
– Interferontherapie	28	Tumorartige Hämangiome des Neugeborenen	
– Kortikosteroidtherapie	28		
– Kontaktkryochirurgie	28,37	– beschleunigte Rückbildungstendenz	28,30,31
– Lasertherapie	28		
– – gepulster Farbstofflaser	37	– Wachstumsabschluß in utero	28
– – intraläsional	37,51	Tumorprogression in der Proliferationsphase	121
– – Nd-YAG, extraläsional	47		
– – – intraläsional	49	Tumorregression	123
– Notoperation	27,49	Typ-IV-Kollagenase	122
– Operation	30,50		
– Photodermtherapie	37	Ultima Ratio	127
– Pseudostrahlentherapie	10	Ulzeration	18,85,90,122
– Richtlinien	15	Ulzeriertes Angiom im Genitalbereich	26
– Röntgenbehandlung	7		
– Spickung mit Magnesiumdraht	37	UV-Eximer-Laser	70
– Strahlentherapie	7–12		
– Verlaufskontrolle	47	Vaskuläre Endothelium	13
Therapieformen, verschiedene	107	Vaskuläre Fehlbildungen	50,51,91
Therapieindikation	41	Vaskuläre Tumoren	29
Therapiekonzept		Vaskularisation	43–50,129
– Konservativ	131	– Dichte	45
– Aktiv	131	Vasokonstruktive und angiogeneseinhibierende Effekte	127
Therapieprobleme	107		
Therapieregime	127	VEGF (vascular endothelial growth factor)	121
Therapievergleich Strahlentherapie versus Alterrnativen	12		

Venöse ausgedehnte Gefäßmalformationen	86
Verbrauchskoagulopathie	29,127
Verbrennungen	84,85,100,101
Verhornungsstörung	35
Vernarbte Areale	101
Verödungseffekt	94
Verödungstherapie	89
Verruköse Hämangiome	32,33
Verschluß des äußeren Gehörgangs	127
Visusverlust	103
Vorlaufstrecke	43
Wachstumsphasen	4,13,14,18,22,59
– excessiv	18
– langsam	18
– rasch	18
Wachstumsprogredienz	128
– als Indikation	77
Wachstumstendenz	49
– deutliche (schneller als das Kind)	11
– ohne erkennbare	11
Wachstumsverzögerung	128
Wait and see	10,11,95,99,109,110
Wange	**105**
Wangenregion	106
Wangenweichteile	115
Wärmeleitfähigkeit	80
Weichstrahlbehandlung	10
Weichteilschwellung	60,92
Weiße Hämangiome	**16,19,20**
Weißer Ring	**16,19,20**
Weißliche Gefrierphase	57
Wirkungsparameter	66
Zytokine	121

MIX
Papier aus verantwortungsvollen Quellen
Paper from responsible sources
FSC® C105338

If you have any concerns about our products,
you can contact us on
ProductSafety@springernature.com

In case Publisher is established outside the EU,
the EU authorized representative is:
**Springer Nature Customer Service Center GmbH
Europaplatz 3, 69115 Heidelberg, Germany**

Printed by Libri Plureos GmbH
in Hamburg, Germany